Anne Schulte-Mäter

VED – Verbale Entwicklungsdyspraxie

Wenn Kinder nicht oder kaum verständlich sprechen

Ein Ratgeber für Eltern, Therapeuten und Ärzte

RATGEBER

für Angehörige, Betroffene und Fachleute

Genderhinweis: Aus Gründen der leichteren Lesbarkeit wurde die männliche Sprachform verwendet. Dies bedeutet jedoch keine Benachteiligung des weiblichen/dritten Geschlechts, sondern soll im Sinne der sprachlichen Vereinfachung als geschlechtsneutral zu verstehen sein.
Die Berufsbezeichnung „Sprachtherapeut" umfasst alle Personen, die befugt sind, professionelle Sprachtherapie bei Kindern durchzuführen (z. B. Logopäden, Sprachheilpädagogen, akademische Sprachtherapeuten, Klinische Linguisten, Patholinguisten u. a.).

Anne Schulte-Mäter

VED – Verbale Entwicklungsdyspraxie

Wenn Kinder nicht oder kaum verständlich sprechen

Ein Ratgeber für Eltern, Therapeuten und Ärzte

WISSEN

Schulz-Kirchner Verlag

Bibliografische Information der Deutschen Bibliothek

Die Deutsche Bibliothek verzeichnet diese Publikation in der Deutschen Nationalbibliografie; detaillierte bibliografische Daten sind im Internet über http://dnb.ddb.de abrufbar.

Besuchen Sie uns im Internet: www.schulz-kirchner.de

5. Auflage 2025
4., überarbeitete und ergänzte Auflage 2022
3., unveränderte Auflage 2021
2. Auflage 2018
1. Auflage 2016
ISBN 978-3-8248-1164-9
eISBN 978-3-8248-9978-4

Mollweg 2, D-65510 Idstein
Vertretungsberechtigte Geschäftsführer:
Dr. Ullrich Schulz-Kirchner, Martina Schulz-Kirchner
Titelfoto: Dr. Tinus Schulte-Mäter
Fachlektorat: Dr. Christiane Lücking
Lektorat: Doris Zimmermann
Umschlagentwurf und Layout: Petra Jeck/Susanne Koch
Druck und Bindung:
Plump Druck & Medien GmbH, Rolandsecker Weg 33, 53619 Rheinbreitbach
Printed in Germany

Inhalt

Einführung

„In meinem Mund ist ein Knoten", so erklärte mir der vierjährige Finn sehr anschaulich und eindrucksvoll seine Schwierigkeiten beim Sprechen. Das Problem war nur, dass ich nicht ein einziges Wort dieses Satzes verstand und seine Mutter als Übersetzerin brauchte.

Meist fallen die Kinder mit einer Verbalen Entwicklungsdyspraxie (VED) schon im Säuglingsalter auf, da sie kaum oder gar nicht lallen und plappern, wie Babys das in dieser Zeit normalerweise tun. Erste Lautäußerungen lassen häufig lange auf sich warten. Auch der Sprechbeginn, also das Äußern erster zielgerichteter Wörter, setzt sehr viel später ein als bei anderen Kindern.

Von einer Verbalen Entwicklungsdyspraxie betroffene Kinder werden durch die Störung in ihrer Sprachentwicklung – und somit in ihren kommunikativen Möglichkeiten – erheblich beeinträchtigt. Dennoch verstehen sie es normalerweise erstaunlich gut, sich ihrer Umwelt mitzuteilen: Sie entwickeln effektive Kommunikationsfähigkeiten, indem sie zu dem Gewünschten hinführen oder darauf zeigen, Mimik und Gestik einsetzen und sich für Dinge, Tätigkeiten oder Personen eigene Gebärden ausdenken. Die Familienmitglieder verstehen auf diese Weise meist nahezu alle Äußerungen des Kindes.

Unnötigerweise erhalten die betroffenen Eltern häufig den „gut gemeinten" Ratschlag, nicht auf nonverbale Äußerungen und Lautierungen des Kindes zu reagieren, da das Kind ja sonst keine Veranlassung hätte, „normal" zu sprechen. Solche Ratschläge sind leider keine Seltenheit.

In einem Artikel der Süddeutschen Zeitung über Kinder mit Sprachrückstand stand unter Berufung auf das Heidelberger Elterntraining: „Und statt im Alltag auf jeden mit einem nörgelnden „Äääh" verbundenen Fingerzeig hin ihrem Sprössling dienstbeflissen den gewünschten Gegenstand zu reichen, sollten Eltern dazu auffordern, verbal um etwas zu bitten." (Berndt 2012).

Dieser Zeitungsartikel hat dazu geführt, dass ich meinen ersten – und bisher einzigen – Leserbrief verfasst habe: „Für Kinder, die sich nicht ausdrücken können, führt dies oft zu einem unerträglichen Druck, der jeglicher Kommunikationsfreude schadet. Bei manchen Kindern ist eine Lautierung wie „Äääh" zunächst einmal eine hochwillkommene Äußerung, und wir raten den Bezugspersonen unbedingt darauf einzugehen. Für Kinder mit einer schweren Sprachentwicklungsstörung wäre es schon hilfreich, wenn der Mythos vom sich nicht genügend anstrengenden, „sprechfaulen“ Kind aus den Köpfen verschwindet.“ (Süddeutsche Zeitung, 03./04.03.2012, Weitere Leserbriefe).

Es ist mir nach wie vor ein Anliegen, zu verdeutlichen, dass die Umsetzung eines Ratschlags, wie er in der Süddeutschen Zeitung zitiert wird, äußerst negative Folgen nach sich ziehen kann. Überspitzt ausgedrückt könnte man ein solches Vorgehen im Umgang mit einem Kind mit Verbaler Entwicklungsdyspraxie mit der Verweigerung einer Gehhilfe für einen Menschen vergleichen, der nicht laufen kann – in der Annahme, auf diese Weise würde er das Laufen dann schon lernen.

! Ein Kind mit einer Verbalen Entwicklungsdyspraxie oder einer anderen schweren Sprech- oder Sprachstörung ist nicht sprechfaul!

Diese Tatsache allen Bezugspersonen des Kindes zu vermitteln, ist eine äußerst wichtige Aufgabe der Eltern und Sprachtherapeuten.

Eine im Kapitel „Charakteristische Merkmale beim Sprechen“ beschriebene mögliche Besonderheit bei Kindern mit Verbaler Entwicklungsdyspraxie ist, dass es ihnen gelingen kann, ein Wort ein- oder mehrmals verständlich auszusprechen, sie danach das Wort auf Aufforderung jedoch nicht wiederholen können. Das kann natürlich bei Eltern oder anderen Bezugspersonen den Verdacht wecken, dass das Kind sich nur genügend anstrengen müsste, um verständlicher zu sprechen. Ein leider ebenso verhängnisvoller Trugschluss, der dem Kind und seinen Bemühungen sich mitzuteilen auf keinen Fall gerecht wird.

Ebenso wenig hilfreich für die sich sorgenden Eltern ist die Empfehlung, getrost abzuwarten, das Sprachproblem würde sich mit der Zeit schon geben. Bedauerlicherweise werden derartige Einschätzungen in Einzelfällen auch von Kinderärzten gegeben. Das Problem wird sich jedoch keinesfalls „auswachsen“, wenn es sich um eine Verbale Entwicklungsdyspraxie handelt, sondern bedarf einer logopädischen oder sprachtherapeutischen Therapie, die auf die speziellen Belange dieser Störung ausgerichtet ist. Sicher gibt es Kinder, sogenannte „Late Bloomer“, bei denen sich diese Prophezeiung bewahrheitet, da sie etwa ab dem Alter von drei Jahren den Rückstand zu ihren gleichaltrigen Freunden weitgehend aufgeholt haben. Sie gehören zur Gruppe der „Late Talker“, die, den Ausführungen von Grimm (2003) folgend, jene Kinder umfasst, deren Sprachentwicklung im Alter von zwei Jahren als auffällig bezeichnet wird, weil sie noch nicht über einen aktiven Wortschatz von mindestens 50 Wörtern verfügen und noch keine Zweiwortkombinationen bilden. Ungefähr ein Drittel der „Late Talker“ holt den Sprachrückstand bis zum 3. Geburtstag auf, das sind die bereits erwähnten „Late Bloomer" oder „Spätentwickler". Ein Drittel zeigt zu diesem Zeitpunkt noch leichte Sprachauffälligkeiten und ein weiteres Drittel Sprachentwicklungsstörungen (Schlesinger, Mühlhaus 2013). Zu der letzten Gruppe gehören Kinder mit verschiedensten Formen von Sprachentwicklungsstörungen, die unbedingt professionelle Hilfe benötigen. Eine kleine Untergruppe dieser Kinder ist von einer Verbalen Entwicklungsdyspraxie betroffen.

Obwohl die Eltern ihre Kinder trotz der sehr eingeschränkten Ausdrucksmöglichkeiten meist verstehen, kann es oft zu verzweifelten Situationen kommen, wenn das Kind sich nicht verständlich machen kann. Die Verzweiflung betrifft sowohl das Kind, das in seinem Bemühen sich mitzuteilen scheitert, als auch die jeweilige Bezugsperson, der es nicht gelingt, die verbalen und nonverbalen Äußerungen richtig zu interpretieren. Als Mutter oder Vater fühlt man sich in diesen Momenten völlig hilf- und ratlos. Die Reaktionen der Kinder auf diese Frustration sind sehr unterschiedlich. Manche Kinder wiederholen ihre Äußerung geduldig immer wieder, bis sie verstanden werden oder aber letztendlich resignieren. Andere zeigen sich entnervt, werden wütend und möglicherweise auch aggressiv oder fangen an zu schreien oder zu weinen. Dass solche Frustrationserlebnisse Auswirkungen auf die gesamte Familie haben, lässt sich nicht vermeiden. Geschwisterkinder haben nicht selten das Gefühl, zu kurz zu kommen, weil das Kind mit der schweren Aussprachestörung so viel Aufmerksamkeit erfährt (vgl. Kapitel „Geschwisterkinder").

Natürlich beschränkt sich die Unfähigkeit, sich verbal mitzuteilen, nicht auf das häusliche Umfeld des Kindes, sondern wird auch in der Interaktion mit der übrigen Umwelt erlebt. Es lässt sich unschwer nachvollziehen, dass diese permanente negative Erfahrung Auswirkungen auf die psychosoziale Entwicklung des Kindes haben kann (vgl. Kapitel „Auswirkungen auf die psychosoziale Entwicklung").
Wenn Eltern, die sich wegen der massiv eingeschränkten sprachlichen Ausdrucksmöglichkeiten ihres Kindes schon lange große Sorgen gemacht haben, schließlich mit der Verdachtsdiagnose oder der bestätigten Diagnose „Verbale Entwicklungsdyspraxie" konfrontiert werden, reagieren sie darauf meist mit gemischten Gefühlen: Einerseits sind sie erleichtert, weil das Problem jetzt einen „Namen" hat, andererseits fragen sie sich, was hinter diesem medizinisch lautenden Begriff steckt, wie der Sprachtherapeut zu dieser Diagnose kommt und welche Auswirkungen eine Verbale Entwicklungsdyspraxie auf die weitere Sprachentwicklung und Gesamtentwicklung ihres Kindes haben wird.

Verbale Entwicklungsdyspraxie

Was ist eine Verbale Entwicklungsdyspraxie?

Unter Verbaler Entwicklungsdyspraxie (VED) versteht man eine – meist schwere – Sprechstörung bei Kindern, die das verbal-expressive Ausdrucksvermögen erheblich beeinträchtigt. Es ist eine neurologisch bedingte Aussprachestörung, durch die die Ausführung von Sprechbewegungen und -bewegungsfolgen beeinträchtigt wird.
Die korrekte Bezeichnung ist also nicht **Sprach-,** sondern **Sprech**störung, da zwischen den Begriffen „Sprache“ und „Sprechen“ unterschieden werden muss. Synonym kann auch der Begriff „Aussprachestörung“ verwendet werden.

„Sprache“ umfasst – vereinfacht ausgedrückt – den aktiven Wortschatz (Semantik) und die Anwendung grammatischer Regeln, die sowohl den Satzbau (Syntax) als auch die Flexion von Wörtern (Morphologie) beinhalten, die Pragmatik (z. B. Wissen um Kommunikationsregeln) und das Sprachverstehen.
„Sprechen“ hingegen ist die Ausführung der Sprache, das Ausformen und Aneinanderfügen von Lauten*, um Wörter zu bilden. Auch die Stimmgebung und die Sprechgeschwindigkeit gehören zu dem Begriff „Sprechen“, sodass eine Störung des Redeflusses, beispielsweise durch ein Stottern, auch unter der Rubrik „Sprechstörung“ eingeordnet wird.
Natürlich können Sprech- und Sprachstörungen gemeinsam auftreten, was bei dem Vorliegen einer VED auch nahezu immer der Fall ist, da die Verbale Entwicklungsdyspraxie einen störenden Einfluss auf das gesamte sich gerade entwickelnde Sprachsystem ausübt. Das bedeutet, dass in aller Regel nicht nur die Aussprache, sondern auch der Wortschatzaufbau und der Grammatikerwerb erheblich beeinträchtigt werden.
Durch eine Verbale Entwicklungsdyspraxie werden die Entwicklung der Planungsmuster für Sprechbewegungen und der Aufbau des Lautinventars gestört. Die Kinder haben daher große Probleme, Laute, Silben und Wörter zu sprechen. Das Kind weiß, was es sagen will, aber es bringt die Wörter nicht heraus. Sein Gehirn hat Probleme, die einzelnen Muskelbewegungen zu koordinieren, um die entsprechenden Wörter zu realisieren.

! Ausdrücklich hervorgehoben werden muss, dass das Sprachverständnis von der Störung nicht betroffen ist!

* Umgangssprachlich wird statt „Laut“ häufig auch „Buchstabe“ verwendet. In der Fachsprache werden ausschließlich die Begriffe „Laut“ oder „Phonem“ für einen Sprachlaut eingesetzt, da im eigentlichen Sinn mit dem Wort „Buchstabe“ das Schriftzeichen bezeichnet wird, das einen Laut repräsentiert.

Demnach sind die verbal-rezeptiven Sprachleistungen von Kindern mit einer Verbalen Entwicklungsdyspraxie altersentsprechend, bzw. weitestgehend dem kognitiven Entwicklungsstand des Kindes entsprechend.
Muskelschwächen, Fehlbildungen oder Lähmungen im orofazialen Bereich (Mund- und Rachenmuskulatur) können eine Ursache von Aussprachestörungen sein. Derartige Defizite im Oraltrakt liegen jedoch auf keinen Fall einer Verbalen Entwicklungsdyspraxie zugrunde.

Was bedeutet der Begriff „Verbale Entwicklungsdyspraxie"?

Um die Bedeutung des Begriffs „Verbale Entwicklungsdyspraxie" zu verstehen, muss man sich seine Bestandteile einzeln anschauen:

Verbale Entwicklungsdyspraxie
Mit „Praxie" wird eine Fähigkeit bezeichnet, die es dem Gehirn ermöglicht, Bewegungsabläufe zu konzipieren, zu organisieren und zielgerichtet und willkürlich auszuführen (Ayres et al. 1987). Der Begriff beschreibt die Bewegungsplanung sowie die zeitliche und räumliche Koordination von Bewegungsabläufen.

Verbale Entwicklungsdyspraxie
Die Vorsilbe „Dys-" weist auf die Störung eines Zustandes hin, somit wird mit **Dys**praxie eine **Störung** der Bewegungsplanung und willkürlicher Bewegungsabläufe beschrieben.

Verbale Entwicklungsdyspraxie
Der Begriff „Entwicklung" bedeutet, dass die Verbale Entwicklungsdyspraxie das Kind vom ersten Tag seines Lebens an begleitet. Dieser Teil des Wortes enthält den Hinweis darauf, dass es sich um ein prozessuales Geschehen während der Phase des Erstspracherwerbs handelt.

Verbale Entwicklungsdyspraxie
Durch das Adjektiv „verbal" wird ausgedrückt, dass es sich nicht um Bewegungen der Gliedmaßen (vgl. Kapitel „Mögliche Begleitsymptome: Entwicklungsdyspraxie") handelt, sondern um Sprechbewegungen, deren Programmierung und Ausführungsplanung gestört sind.

Verbale Entwicklungsdyspraxie oder kindliche Sprechapraxie?

Im Deutschen wird synonym für Verbale Entwicklungsdyspraxie auch „kindliche Sprechapraxie“ verwendet, ein Begriff, der nach Ansicht vieler klinisch arbeitender Sprachtherapeuten und Kinderneurologen zu wenig Abgrenzung von der erworbenen Form der Sprechapraxie zulässt (Schölderle, Haas 2020). Denn leider können auch Kinder während des Spracherwerbs oder nach bereits weit fortgeschrittener Sprachentwicklung als Folge einer Hirn- oder Nervenschädigung eine Sprechapraxie erleiden (vgl. Kapitel „Erworbene Sprechapraxie“). In diesen Fällen ist die Diagnose „kindliche Sprechapraxie“ durchaus der zutreffende Terminus. Zum Glück ist die erworbene Form der Sprechapraxie bei Kindern eine äußerst seltene Sprechstörung. Im Vergleich dazu tritt eine Verbale Entwicklungsdyspraxie wesentlich häufiger auf.

Wie häufig ist eine Verbale Entwicklungsdyspraxie?

Zur Vorkommenshäufigkeit der Verbalen Entwicklungsdyspraxie existieren bislang keine Daten im deutschsprachigen Raum. Zwei vergleichende Studien aus dem Jahr 1988 und 2005, die uns aus den USA vorliegen, verfügen über eine recht hohe Aussagekraft, da sie eine beachtliche Anzahl von Kindern und Jugendlichen (jeweils weit über 50 000) vom Kindergarten bis zur Highschool derselben Region erfassten und die Befragungskriterien beider Studien identisch waren. Es zeigte sich, dass bei der ersten Untersuchung ein Kind von 4.000 Kindern und bei der zweiten Untersuchung ein Kind von fast 2.000 Kindern von einer Verbalen Entwicklungsdyspraxie betroffen war. Das bedeutet, dass sich die Anzahl von Kindern mit diagnostizierter VED innerhalb von 7 Jahren verdoppelt hatte. Die Leiterin der Studien, Penelope K. Hall, vermutet, dass dieser Anstieg weniger einer tatsächlichen Zunahme der Verbalen Entwicklungsdyspraxie entspricht, sondern vielmehr der erhöhten Aufmerksamkeit für das Störungsbild bei den Sprachtherapeuten zuzurechnen ist.

Wie auch bei anderen Sprachentwicklungsstörungen sind Jungen wesentlich häufiger als Mädchen von einer Verbalen Entwicklungsdyspraxie betroffen. Die Angaben hierzu differieren von Studie zu Studie. Hall et al. (2007) haben alle bis dahin bekannten Studien ausgewertet und einen Anteil von 72 % bei den Jungen errechnet. Das würde ungefähr einem Verhältnis 1:3 entsprechen.

Erworbene Sprechapraxie

Die Beschreibung der erworbenen Form der Sprechapraxie deckt sich weitgehend mit der Definition der Verbalen Entwicklungsdyspraxie.

Definition einer erworbenen Sprechapraxie

„Die Sprechapraxie ist eine artikulatorische Störung, die durch eine Hirnschädigung entsteht. Dabei ist die Fähigkeit beeinträchtigt, die Positionen der Sprechmuskeln für die willentliche Produktion von Phonemen sowie Bewegungssequenzen für die Produktion von Wörtern zu programmieren." ... „Dies kann nicht auf eine Schwäche, Verlangsamung oder Dyskoordination der beteiligten Muskeln zurückgeführt werden." (Vgl. Darley, Aronson, Brown 1975)

Was ist der Unterschied zwischen Verbaler Entwicklungsdyspraxie und erworbener Sprechapraxie?

Anders als bei der erworbenen Form der Sprechapraxie trifft die Verbale Entwicklungsdyspraxie auf ein sich noch entwickelndes Nervensystem. Somit ergibt sich der Hauptunterschied durch den Zeitpunkt des Auftretens. Während die Verbale Entwicklungsdyspraxie die Sprechentwicklung des Kindes quasi von Geburt an beeinträchtigt, entsteht eine Sprechapraxie in aller Regel durch eine Schädigung ausgereifter Hirnareale erst nach – meist – abgeschlossenem Spracherwerb. Eine Ausnahme hiervon stellt die kindliche Sprechapraxie dar (vgl. Kapitel „Verbale Entwicklungsdyspraxie oder kindliche Sprechapraxie?"). Daher ergeben sich bei Kindern mit einer VED mehrere andersartige Anzeichen und Symptome als bei den Erwachsenen mit einer Sprechapraxie, wohingegen eine ganze Reihe von Merkmalen auch übereinstimmen.

Wie „erwirbt" man eine Sprechapraxie?

Die häufigsten Ursachen einer Sprechapraxie sind ein Hirninfarkt oder eine Störung der Blutversorgung im Gehirn, ausgelöst durch einen Schlaganfall oder ein Schädelhirntrauma (Geißler, Lauer 2015).

Definition, Anzeichen und Symptome einer Verbalen Entwicklungsdyspraxie (VED)

Definition einer VED

Wie bei der erworbenen Form der Sprechapraxie liegt das Hauptproblem bei einer Verbalen Entwicklungsdyspraxie auf der Ebene der Sprechbewegungsplanung und -programmierung. Das bedeutet, dass die Fähigkeit, Bewegungen der am Sprechvorgang beteiligten Körperteile (z. B. Lippen, Zunge, Gaumensegel, Kiefer) zu planen, erheblich gestört ist. Daraus resultiert das Unvermögen oder die eingeschränkte Fähigkeit, für eine geplante Äußerung die Artikulationsorgane willkürlich und kontrolliert einzusetzen. Neurophysiologische oder neuromuskuläre Defizite wie Muskelschwächen, Fehlbildungen oder Lähmungen im orofazialen Bereich liegen der Störung nicht zugrunde.

Anzeichen und Symptome einer VED

Die Erscheinungsformen einer Verbalen Entwicklungsdyspraxie sind sehr unterschiedlich. Ein Kind kann leichter oder schwerer betroffen sein und auch andere Merkmale zeigen als ein anderes Kind mit einer Verbalen Entwicklungsdyspraxie.
Nicht alle der nachfolgend genannten Merkmale lassen sich demnach bei jedem Kind mit einer Verbalen Entwicklungsdyspraxie beobachten. Je mehr jedoch davon vorliegen, umso wahrscheinlicher wird die Diagnose einer Verbalen Entwicklungsdyspraxie.
Nur mit professioneller Hilfe lässt sich eine Abgrenzung gegenüber anderen Sprach- bzw. Sprechstörungen vornehmen. Daher muss die Diagnose bei einem Sprachtherapeuten abgeklärt werden.
Es gibt eine Reihe von Auffälligkeiten in der Sprachentwicklung eines Kindes mit einer Verbalen Entwicklungsdyspraxie, die sowohl von den Eltern als auch von den Fachleuten beobachtet werden.
Einige Besonderheiten oder Symptome fallen schon in frühester Säuglings- und Kleinkindzeit auf. Beispielsweise beschreiben die Eltern, dass ihr Kind ein sehr ruhiges Baby war, das nur wenig oder gar keine „Geräusche“ von sich gegeben hat, obwohl sein Hörvermögen intakt war. Es hat nicht gelallt und geplappert wie andere Babys, die permanent auszuprobieren scheinen, welche Vielfalt an Lauten sie mit ihrem Mund hervorbringen können. Ein erstes zielgerichtetes Wort hören die Eltern meist erst lange nach dem ersten Geburtstag und

auch der Erwerb weiterer Wörter zieht sich ewig hin. Die Aussprache der Wörter ist meist noch sehr fehlerhaft. Oft verfügt das Kind auch nur über Vokale oder zumindest ein sehr begrenztes Repertoire an Lauten und zeigt Schwierigkeiten, diese Laute zu kombinieren, um Wörter daraus zu bilden. Teilweise wird die Sprache der Kinder als Phantasiesprache beschrieben, weil sie selbst von den Familienmitgliedern so gut wie nicht verstanden wird.

Mögliche Merkmale einer Verbalen Entwicklungsdyspraxie

- „Stille Babys“ mit wenig oder fehlenden Lallproduktionen
- Extrem verspäteter Sprechbeginn, bei gutem Sprachverständnis
- Kommunikationsversuche über Zeigen, Gestik und Mimik, häufig in Kombination mit nichtsprachlichen Geräuschen, z. B. Stoßlauten
- Kaum Konsonanten in den ersten Lallproduktionen (Vokalsprache)
- „Phantasiesprache“

Charakteristische Merkmale beim Sprechen

Meist sind Kinder mit einer Verbalen Entwicklungsdyspraxie sehr schwer zu verstehen, zumindest für Außenstehende. Familienmitgliedern – allen voran den Geschwistern – gelingt es meist erstaunlich gut, die Aussagen zu entschlüsseln. Betont werden muss an dieser Stelle allerdings noch einmal, dass es auch leichtere Ausprägungen der Störung gibt. In diesen Fällen sind spontansprachliche Äußerungen keinesfalls artikulatorisch fehlerfrei – jedoch wesentlich besser verständlich als bei schwer ausgeprägter VED.

Eine besondere Herausforderung ist das Kombinieren einzelner Laute zu Silben und Wörtern. Kinder mit einer Verbalen Entwicklungsdyspraxie haben große Probleme, die Bewegungen durchzuführen, die notwendig sind, um von einem Laut zu dem nächsten und von einer Silbe zu der nächsten zu gelangen.

Beispiel

Einem Kind fällt es schwer, die Laute /p/ und /a/ zu der Silbe „pa“ zusammenzufügen. Gelingt es ihm schließlich diese Silbe zu sprechen, dann besteht das nächste Problem darin, diese Silbe zu verdoppeln, um so das Wort „Papa“ zu bilden.

Manchmal zeigt sich das Problem, Laute zu verbinden, auch durch Pausen oder einen eingefügten Laut (meist der sogenannte Schwa-Laut /ə/, ausgesprochen wie der unbetonte Laut /e/ in dem Wort „Tanne“). Oft gelingt die korrekte Anordnung von Lauten bei der Aussprache eines Wortes nicht. Manchmal zeigt sich diese Schwierigkeit durch die fehlerhafte Reihenfolge von Lauten in einem Wort. In der Fachsprache werden solche Wortverdreher als Metathesen bezeichnet (z. B. „letta“ statt „Teller“, „ahnef“ statt „Fahne, „abä“ statt „Bär“). Es kommt auch häufig zu Auslassungen von Lauten oder Silben oder auch zu Ersetzungen von Lauten durch völlig andere Laute. Besonders davon betroffen sind Laute, die für das Kind schwer auszusprechen sind. Ebenso können beim Bemühen um die korrekte Artikulation Hinzufügungen von Lauten beobachtet werden, was letzten Endes eine noch komplexere Anforderung an den Sprechvorgang darstellt.

Ein überaus typisches Merkmal ist die Variabilität der Lautfehlbildungen, die in verschiedenen Erscheinungsformen auftreten kann. So werden häufig Wörter bei mehrmaliger Wiederholung unterschiedlich ausgesprochen. Oder es gelingt an einem Tag eine fehlerfreie Aussprache und schon am nächsten Tag kommt das gleiche Wort wieder fehlerhaft über die Lippen.

Auch der dauerhafte oder zeitweilige „Verlust“ bereits beherrschter Wörter gehört zu der inkonstanten, schwankenden Sprechfähigkeit. Die Eltern beschreiben, dass das Kind Laute oder Wörter, die es schon aussprechen konnte, ganz „verloren“ oder über einen längeren Zeitraum nicht mehr verwendet habe. So konnte ein Kind beispielsweise eine Zeitlang das Wort „Auto“ sagen und plötzlich gelang es ihm nicht mehr, dieses Wort zu bilden. Auch die Reduzierung von Wortformen, beispielsweise von „Balla“ für ‚Ball’ auf nur mehr „Ba“, gehört zu diesem Phänomen.

Eine andere Besonderheit sind die sogenannten „Inseln der Verständlichkeit“: Das Kind überrascht seine Umgebung damit, dass es ein schwieriges Wort, einen Satzteil oder einen Satz auf einmal korrekt – oder nahezu korrekt – aussprechen kann, eine Leistung, die ihm keiner zugetraut hätte. „Leider resultiert eine Wiederholung einer solchen Aussage in einer inkonsistenten und variablen Sprechleistung und nur selten abermals in einer korrekten Produktion.“ (nach Hall et al. 2007)

Eine große Hürde ist die korrekte Realisation von mehrsilbigen Wörtern, die meist nur in vereinfachter Form wiedergegeben werden können. Teilweise gelingen sogar erste Versuche, Wörter wie „Feuerwehrauto“, „Kindergarten“ oder „Hubschrauber“ auszusprechen, annähernd korrekt. Auf die Aufforderung, das Wort noch einmal zu sagen, folgen dann jedoch völlig unverständliche Wortgebilde, die kaum das Zielwort erkennen lassen. Beispiel: Ein Kind versucht dreimal hintereinander das Wort „Luftballon“ zu sagen, mit den folgenden Resultaten: „Luballo“, „Pulallo“, „Tupallo“. Insgesamt sinkt meist die Quote verständlicher Wörter mit zunehmender Äußerungslänge. Es hat den Anschein, dass das Kind die Kontrolle über die Sprechbewegungen verliert, je komplexer die Anforderung an die sprachverarbeitenden Systeme wird. Besonders betroffen sind hiervon die Versuche des Kindes etwas zusammenhängend zu erzählen. Da kann es vorkommen, dass selbst Wörter, die schon mühelos gelingen, in einer Erzählung völlig unverständlich ausgesprochen werden. Ebenso berichten Eltern häufig von einer Steigerung unverständlicher Äußerungen, wenn das Kind sich in einer emotional aufgeladenen Stimmung befindet oder müde ist.

Das grundlegende Problem der Verbalen Entwicklungsdyspraxie – eine Störung der Sprechbewegungsplanung – zeigt sich bei einigen Kindern in deutlichen Schwierigkeiten mit der Koordination von Lippen-, Zungen- und Kieferbewegungen bei dem Versuch, einen Laut oder ein Wort zu produzieren. Beschrieben werden diese Koordinationsprobleme als Suchbewegungen oder stilles Positionieren der Sprechmuskulatur vor oder während einer Äußerung.

„Manchmal scheint es so, dass sie einen Laut sucht und nicht findet. Sie muss sich sehr konzentrieren, um zu sprechen.“

Mutter von Saskia 6;6 Jahre

Einigen Kindern ist dabei zusätzlich eine deutliche Sprechanstrengung anzusehen. Bei dem verzweifelten Versuch, einen Sprechlaut korrekt zu produzieren, probieren die Kinder sogar manchmal die Zunge oder die Lippen mit ihren Fingern in die richtige Position zu bringen.

Mögliche charakteristische Merkmale beim Sprechen

- **Kaum verständliche Sprache**
- **Schwierigkeiten, Laute zu Wörtern zu verbinden**
  - lange Pausen zwischen den einzelnen Lauten
  - Lautvertauschungen
  - Auslassungen, Ersetzungen und Hinzufügungen von Lauten
- **Variabilität der Lautfehlbildungen**
  - inkonsequente Lautfehlbildungen (kein systematisches Lautfehlbildungsmuster)
  - Schwankungen in der Sprechleistung
  - „Verlust" bereits beherrschter Laute und Wörter
  - „Inseln der Verständlichkeit"
- **Anstieg der Fehlerquote mit steigender Äußerungslänge**
  - Wörter mit längeren Silbenstrukturen
  - Mehrwortäußerungen
  - Erzählungen
- **Suchbewegungen und/oder stilles Positionieren der Sprechmuskulatur**
  - Sprechanstrengung

Typische Auffälligkeiten der Lautbildung

Bei der Art der Lautfehlbildungen und Wortformveränderungen gibt es einige Merkmale, die bei Vorliegen einer Verbalen Entwicklungsdyspraxie häufiger vorkommen als bei anderen Störungen der Artikulation (vgl. tabellarische Zusammenstellung typischer Lautfehlbildungen im Kapitel „Differenzialdiagnostik").

Das Hauptmerkmal – die Variabilität der Lautbildungsfehler – wurde bereits aufgeführt. Phonologische Prozesse (vgl. Kapitel „Phonologische und phonetische Störungen") können vorliegen, erlauben dennoch keine zuverlässige Vorhersagbarkeit der Lautfehlbildungen. Wenn der Sprachtherapeut die Artikulationsfehler des Kindes genau analysiert, ist kein systematisches Lautfehlbildungsprofil zu erkennen, obwohl sich mehrere Lautbildungsfehler wiederholen können.

Häufig fallen Vertauschungen von stimmhaften mit stimmlosen Lauten auf. Es gibt im Deutschen Lautpaare, die sich nur durch Stimmhaftigkeit bzw. Stimmlosigkeit unterscheiden. Das betrifft zwei Laute, die nahezu durch dieselben mundmotorischen Bewegungen gebildet werden und sich darin unterscheiden, ob ein stimmhafter Ton, ein Vibrieren, im Kehlkopf erzeugt wird oder nicht. Kinder mit einer Verbalen Entwicklungsdyspraxie haben häufig Schwierigkeiten ihre „Stimmbox" an- oder auszuschalten, dann wird beispielsweise ein /b/ wie ein /p/ realisiert oder umgekehrt. Auch der stimmhaft produzierte Laut /s/ – wie beispielsweise in „Sonne“ – kann „entstimmt“ werden und würde dann so klingen wie der Endlaut in dem Wort „Haus“.

Vertauschung von Stimmhaftigkeit/Stimmlosigkeit

Beispiele:

/d/=>/t/	Dose	=>	Tose	/t/=>/d/	Tanne	=>	Danne
/g/=>/k/	Gabel	=>	Kabel	/k/=>/g/	komm	=>	gomm
/b/=>/p/	Bus	=>	Pus	/p/=>/b/	Papa	=>	Baba
/w/=>/f/	wo	=>	fo	/f/=>/w/	viel	=>	wiel

Diese Vertauschungen sind ebenso meist inkonsequent, das heißt innerhalb einer Äußerung können Verwechslungen von Stimmhaftigkeit bzw. -losigkeit in die eine oder auch in die andere Richtung vorkommen.

Bei manchen Kindern mit einer Verbalen Entwicklungsdyspraxie sind auch Vokale von den Lautbildungsfehlern betroffen, was die Verständlichkeit der Aussagen zusätzlich stark beeinträchtigt, weil dann für den Zuhörer eine Orientierung an der Vokalstruktur wegfällt. Spricht das Kind zudem noch eine reine Vokalsprache, ist ein Verstehen der Äußerungen außerhalb des situativen Kontextes kaum mehr möglich. Für das Wort „Rucksack“ wird dann beispielsweise nicht die Vokalfolge „u-a“ realisiert, sondern „a-o“ oder „u-e“.

Ebenso wie die Zunge und die Lippen kann die Funktion des Gaumensegels (der weiche Anteil des Gaumens, auch als „weicher Gaumen“ oder fachsprachlich als „Palatum molle“ oder „Velum palatinum“, vereinfachend als „Velum“ bezeichnet) von der Dyspraxie betroffen sein. Die Bewegung des Gaumensegels regelt die Lenkung des Luftstroms beim Sprechen. Bei allen anderen Lauten der deutschen Sprache – außer bei der Produktion der Laute /m/, /n/ und /ng/ – verhindert das Gaumensegel das Entweichen von Luft durch die Nase. Ist diese Funktion beeinträchtigt, klingen die Aussagen nasal, da einige oder alle Laute durch die Nase gesprochen werden. Manchmal sind es nur sporadisch auftretende nasale Anteile, die beim Sprechen auffallen. Es kann jedoch auch zu ausgeprägter Nasalität (Hypernasalität) kommen, die die Verständlichkeit der Äußerungen erheblich einschränken kann.

Zusammenstellung möglicher Lautfehlbildungen bei einer VED

- Lauteinschübe
- Vokal-/Diphthongveränderungen
- Tendenz, Vokale zu zentralisieren (Schwa-Laut)
- Lautersetzungen
- Lautauslassungen am Wortende oder – noch häufiger – am Wortanfang
- Ersetzung aller oder vieler Konsonanten durch den Laut /h/
- Lauthinzufügungen
- Lautvertauschungen innerhalb eines Wortes (Metathesen)
- Lautdehnungen
- Vereinfachung von Konsonantenverbindungen oder Ersetzung durch einen anderen Laut
- Laut- und Silbenwiederholungen
- Vereinfachung von Wortformen
- Wiederholungen von Lauten, Silben oder Wörtern
- Stimmlose Produktion stimmhafter Laute und umgekehrt
- (Inkonstante) Nasalität
- Lauteinschübe (häufig Schwa-Laut)
- Schwierigkeiten mit Lautsequenzbildungen, vor allem beim sequentiellen Wechsel der Artikulationszonen*

Mögliche Sekundärsymptomatik beim Sprechen

Sprechmelodie, Sprechatmung, Stimme

Eine Folge der schweren Sprechstörung kann sich auch in einer ungewöhnlichen Sprechmelodie zeigen. Die Äußerungen können dann kaum akzentuiert sein und abgehackt oder monoton klingen. Auch eine deutlich verlangsamte Sprechweise kann das normale Betonungsmuster erheblich verzerren. Die Prosodie, das bedeutet die Sprechmelodie, umfasst jene Aspekte der Kommunikation, die dem Zuhörer durch Betonung, Tonfall, Intonation, Rhythmus und Sprechpausen zusätzliche Hinweise zu dem Gesagten vermitteln. Unter anderem werden emotionale Empfindungen und Feinheiten der Sprache, wie zum Beispiel Ironie, über die Prosodie vermittelt. Auch grammatische Informationen werden über

* Mit Artikulationszone wird die Stelle im Mund bezeichnet, an der ein Konsonant gebildet wird. Man unterscheidet die vordere, mittlere und hintere Artikulationszone. Beispielsweise ist der Artikulationsort für den Laut /p/ vorne, der für den Laut /t/ in der Mitte und der für den Laut /k/ hinten.

bestimmte Betonungsmuster gegeben. Beispielsweise kennzeichnen wir im Deutschen Fragen durch ein Anheben der Stimme am Ende des Satzes, wohingegen Feststellungen durch ein Absenken der Tonhöhe markiert werden.

Lautstärke- und Tonhöhenschwankungen, die für das Kind kaum regulierbar sind, können durch ungewollte Akzentuierungen ebenfalls den Aussagegehalt eines Satzes beeinträchtigen.

Bei manchen Kindern fällt eine gestörte Sprechatmung auf, die sich möglicherweise wie eine Schnappatmung anhören und auch inspiratorische Anteile enthalten kann. Beim inspiratorischen Sprechen werden Sprechlaute während des Einatmens und nicht mit der ausgeatmeten Luft gebildet.

Stottern

Ein Phänomen, das bei manchen Kindern mit einer Verbalen Entwicklungsdyspraxie auftritt, sind Phasen von Stottern. Meist treten derartige Redeflussstörungen erst mit der Steigerung sprechmotorischer und sprachlicher Kompetenz auf, beispielsweise nach längerer sprachtherapeutischer Behandlung. Eine mögliche Erklärung hierfür ist, dass mit zunehmender artikulatorischer Kompetenz das gesamte Sprachsystem quasi „heiß läuft“ und nicht recht hinterher kommt. In aller Regel tritt das Stottern nur zeitweise auf und legt sich von alleine wieder. Bei den meisten Kindern mit einer VED kommt es – wenn überhaupt – nur einmalig zu so einer Phase des unflüssigen Sprechens. Bei anderen Kindern treten Stotterereignisse wiederkehrend jeweils über einen begrenzten Zeitraum auf. Eine speziell auf das Stottern ausgerichtete sprachtherapeutische Behandlung ist in den meisten Fällen nicht notwendig.

Mögliche Sekundärsymptomatik beim Sprechen

- Gestörte Sprechatmung und Phonation (z. B. Schnappatmung, Lautstärke- und Tonhöheschwankungen)
- Beeinträchtigte Prosodie (z. B. monotone, kaum akzentuierte Sprache)
- Deutlich verlangsamte Sprechweise
- Ungewöhnliche Sprechpausen
- Phasen von Stottern

Auswirkungen auf andere expressive Sprachleistungen

Wie bereits dargestellt, handelt es sich bei einer Verbalen Entwicklungsdyspraxie um eine **Sprech**störung, von der die artikulatorische Kompetenz betroffen ist. Sie beeinträchtigt die Fähigkeit des Kindes, Sprechlaute korrekt zu produzieren und so aneinander zu fügen, dass verständliche Wörter daraus gebildet werden. Die Artikulation ist jedoch nur ein Teilbereich des großen Ganzen, das wir „Sprache" nennen. Sprache erlaubt uns zu verstehen, was andere zu uns sagen und ist ein Medium, mit dem wir uns selbst mitteilen können. Sie besteht aus einem komplexen System von Symbolen und Gesetzmäßigkeiten, das während des Spracherwerbs von den Kindern sukzessiv erlernt wird. Normalerweise lernt ein Kind Sprache meist ganz von selbst, gänzlich ohne besondere Hilfsmaßnahmen. Grundvoraussetzung ist natürlich, dass ihm Sprache angeboten wird und dass mit ihm sprachlich kommuniziert wird. Dann erwirbt das Kind quasi spielerisch die Fähigkeit, Laute zu Wörtern zusammenzufügen, ebenso wie die anderen Komponenten der Sprache: das Verstehen von Sprache, das Wortschatzwissen und die Gesetzmäßigkeiten der Grammatik einer Sprache. Auch die Regeln der Kommunikation werden durch Beobachtung und Imitieren erlernt.

Unglücklicherweise verhindert eine Verbale Entwicklungsdyspraxie jedoch von Anfang an einen normalen Spracherwerb. Von der Sprechstörung werden daher nicht nur die artikulatorischen Fähigkeiten beeinträchtigt, sondern sie wirkt sich auch negativ auf den Wortschatzaufbau und den Grammatikerwerb aus. Kommunikative Fähigkeiten und Grundregeln des miteinander Kommunizierens erwerben Kinder mit einer Verbalen Entwicklungsdyspraxie hingegen in aller Regel mühelos.
Die Entwicklung des Sprachverstehens wird zu keinem Zeitpunkt von einer Verbalen Entwicklungsdyspraxie behindert. Stellen sich bei einem Kind mit dem Verdacht auf VED bei einer Sprachdiagnostik große Probleme mit dem Entschlüsseln von Sprache heraus, so ist eine erneute eingehende Überprüfung der Verdachtsdiagnose VED unbedingt zu empfehlen. Einen Ansatzpunkt für eine weitere Abklärung sollte dabei die Suche nach möglichen Ursachen für die eingeschränkten rezeptiven Sprachleistungen bilden. Auf keinen Fall ist eine Verbale Entwicklungsdyspraxie die Ursache für ein eingeschränktes Sprachverstehen.

Mögliche Begleitsymptome

Entwicklungsdyspraxie

Kinder mit einer Verbalen Entwicklungsdyspraxie zeigen nicht selten auch Probleme mit Bewegungsabläufen, die nichts mit dem Sprechvorgang zu tun haben. Ihre grob- und feinmotorischen Bewegungen sind häufig ungelenk und unkoordiniert. Grobmotorische

Fähigkeiten sind beim Gehen, Laufen, Klettern, Hüpfen, Dreirad- oder Radfahren usw. erforderlich. Manchmal werden die Kinder von ihren Eltern als „Stolperkinder“ beschrieben, die scheinbar ohne jeden Grund stolpern oder gar hinfallen. Zu den feinmotorischen Bewegungen, die mit den Händen ausgeführt werden, gehören beispielsweise das Aufgreifen kleiner Teile mit dem sogenannten „Pinzettengriff“, Malen, Schreiben und Schneiden. Diese Auffälligkeiten können verschiedene Ursachen haben, bei Kindern mit einer Verbalen Entwicklungsdyspraxie deuten sie jedoch meist auf das Vorliegen einer Entwicklungsdyspraxie der Gliedmaßen hin.

Orale Dyspraxie

Eine orale Dyspraxie ist ebenso eine Störung, die mit einer Verbalen Entwicklungsdyspraxie einhergehen kann. Eltern von Kindern mit einer VED schildern häufig Probleme mit der Nahrungsaufnahme in der Säuglingszeit. Verursacht durch eine orale Dyspraxie können im Säuglings- und Kleinkindalter Schwierigkeiten beim Saugen, Kauen, Trinken und Schlucken auftreten. Vor allem die Koordination von Saugen und Schlucken scheint häufig nicht richtig zu funktionieren. Auch der Übergang zu breiiger Nahrung gelingt oft nicht problemlos. Später entsteht bei diesen Kindern der Eindruck, sie seien „kaufaul“, weil sie weichere Nahrungssubstanzen bevorzugen. Auch an dieser Stelle muss darauf hingewiesen werden, dass es ebenso wenig wie das „sprechfaule“ Kind mit einer VED, das „kaufaule“ Kind mit einer oralen Dyspraxie gibt, auch wenn die Beobachtungen diesen Schluss nahe legen. Andere Beobachtungen beim Essen könnten sein: den Mund zu voll stopfen, Würgen, Verschlucken (auch beim Trinken), vermehrtes Speicheln.

Bei älteren Kindern verschwinden die Probleme beim Essen und Trinken jedoch meistens. Das bedeutet, dass die hoch differenzierten Bewegungsabläufe, die bei Kau- und Schluckvorgängen nötig sind, unwillkürlich mühelos gelingen. Bei dem Versuch willkürliche Bewegungen durchzuführen, fallen bei diesen Kindern jedoch nach wie vor Schwierigkeiten auf (vgl. Kapitel „Diagnostische Verfahren/ Mundmotorik“).

Durch eine orale Dyspraxie kann auch die Funktion des Gaumensegels beeinträchtigt werden, was beim Sprechen zur Nasalität führen kann (vgl. Kapitel „Typische Auffälligkeiten der Lautbildung“). Eine unzureichende Hebung des Gaumensegels kann auch dazu führen, dass beim Essen und Trinken Flüssigkeiten und Nahrung aus der Nase austreten.

Eine anschauliche Schilderung des Unterschieds zwischen „willkürlich“ und „unwillkürlich“ beschreibt folgende Episode:

Beispiel

Ein vierjähriger Junge wird von der Sprachtherapeutin aufgefordert, mit seinen Lippen einen Kussmund zu machen. Das Kind bemüht sich redlich der Aufforderung nachzukommen, die gewünschte Mundstellung gelingt ihm aber nicht einmal annähernd. Erst als sich die Therapeutin für einen Moment abwendet, nimmt er die neben ihm sitzende Clownspuppe in den Arm und gibt ihr einen Kuss. Die dementsprechende Formung der Lippen gelingt ihm also ganz unwillkürlich, nachdem alle Versuche, denselben Bewegungsablauf willkürlich umzusetzen, scheiterten.

Mögliche Begleitsymptome einer Verbalen Entwicklungsdyspraxie

- Entwicklungsdyspraxie
- Willkürmotorik der Gliedmaßen auffällig
- Handmotorik betroffen
- Orale Dyspraxie
  Synonyme: buccofaziale oder glossolabiale Apraxie
- Willkürmotorik von Lippen-, Zungen- und Wangenmuskulatur für nicht-sprachliche Bewegungen betroffen
- Willkürmotorik der Zungenmuskulatur isoliert betroffen (glossale Dyspraxie)
- Dysfunktion des Gaumensegels möglich

Kognitive und psychosoziale Entwicklung

Intelligenzentwicklung und Verbale Entwicklungsdyspraxie

In der Fachliteratur finden sich keine Belege über negative Auswirkungen auf die Ausreifung kognitiver Hirnfunktionen durch eine Verbale Entwicklungsdyspraxie. Aber, wie bei anderen Kindern auch, gibt es bei Kindern mit einer Verbalen Entwicklungsdyspraxie das ganze Spektrum geistiger Begabungsprofile. Es sind unter ihnen Kinder, die über eine altersentsprechende nicht-sprachliche Intelligenz verfügen, genauso wie hochbegabte, lernbehinderte oder schwach begabte Kinder. Wichtig ist, dass eine entwicklungspsychologische Untersuchung von Psychologen durchgeführt wird, die in der Testung nonverbaler Begabungen besonders geschult sind. Gerade bei der psychologischen Untersuchung von Kindern mit massiven Sprachauffälligkeiten hat sich häufig auch ein interdisziplinärer Austausch zwischen Psychologen und dem Sprachtherapeuten bewährt, um dem Kind bei der Auswertung des Testergebnisses gerecht zu werden. Ohne Frage ist eine professionelle Einschätzung des Begabungsprofils eines Kindes mit einer VED von großer Bedeutung für den Umgang mit dem Kind – sowohl im häuslichen Umfeld als auch in der Therapie. Gerade das Wissen um das Potenzial des Kindes im schlussfolgernden Denken, in den visuellen Fähigkeiten und den Gedächtnisleistungen ist bei der Auswahl der therapeutischen Vorgehensweise von wesentlicher Bedeutung.

Wichtig ist die psychologische Testung auch zur Beurteilung der Leistungen im Sprachverständnis. Da eine Verbale Entwicklungsdyspraxie die Entwicklung rezeptiver Sprachleistungen nicht beeinträchtigt, muss für das Vorliegen von Defiziten in diesem Bereich eine andere Erklärung gesucht werden. Nicht selten findet sich die Antwort in einem kognitiven Begabungsprofil, das dem rezeptiven Sprachentwicklungsstand des Kindes entspricht. Sollte sich hingegen diese Entsprechung nicht bestätigen und das Sprachverständnis eines Kindes mit Verdacht auf Verbale Entwicklungsdyspraxie weit unter seiner nonverbalen Intelligenz liegen, so ist die Richtigkeit der Diagnose „Verbale Entwicklungsdyspraxie“ stark in Zweifel zu ziehen.

Auswirkungen auf die psychosoziale Entwicklung

Wie eingangs bereits erwähnt, ist es kaum denkbar, dass so eine massive Sprechstörung wie die Verbale Entwicklungsdyspraxie sich nicht auf die emotionale Entwicklung eines Kindes auswirkt.

„Sprachentwicklungsstörungen behindern nicht nur die Aneignung neuen Wissens, sondern auch die Persönlichkeitsentfaltung.“

(Suchodoletz 2007)

Täglich machen diese Kinder die leidvolle Erfahrung, dass sie von ihren Mitmenschen nicht verstanden werden, so sehr sie sich auch um verständliches Sprechen bemühen. Bildhaft gesprochen laufen sie mit ihren Versuchen verbal zu kommunizieren ständig gegen die Wand. Sie erleben dabei auch oft, dass es offensichtlich nur ihnen so geht, während sich die Eltern, Geschwister und andere Personen in ihrem Umfeld mühelos über die Sprache miteinander verständigen können. Dass solch eine permanente Frustration zu Verhaltensauffälligkeiten führen kann, ist nicht schwer nachzuvollziehen.

Einige mögliche Verhaltensauffälligkeiten sind:

- Sozialer Rückzug
- Infantiles Verhalten
- Starkes Klammern an eine Bezugsperson
- Überaktives Agieren
- Aggressives Verhalten (gegen andere und sich selbst)
- Kasperndes Benehmen
- Resignation
- Traurigkeit
- Wutausbrüche

Die Eltern, die die entmutigenden Kommunikationsversuche ihres Kindes ständig miterleben, haben für die oben aufgeführten oder für andere Reaktionen meist intuitives Verständnis und gehen sehr einfühlsam damit um. Das bedeutet selbstverständlich nicht, dass Eltern die Art und Weise, wie ihr Kind mit dem Frustrationserleben umgeht, in jedem Fall tolerieren und dem Kind keine Grenzen aufzeigen sollten.
Sollte das Familienleben durch die verzweifelten Reaktionen des Kindes so sehr gestört werden, dass alle Beteiligten unter einen erheblichen Leidensdruck geraten, so ist das Einholen professioneller Hilfe unbedingt anzuraten. Psychologen, Kinder- und Jugendlichenpsychiater oder Kinder- und Jugendlichenpsychotherapeuten können der Familie und dem Kind helfen, mit dem Problem besser umzugehen und gegebenenfalls sogenannte „Deeskalationsstrategien“ zu entwickeln.

| Mögliche Ursachen einer VED

Ist die Diagnose Verbale Entwicklungsdyspraxie oder der Verdacht auf das Vorliegen einer Verbalen Entwicklungsdyspraxie den Eltern mitgeteilt worden, so stellt sich ihnen natürlich die Frage nach der Ursache einer derartigen Sprechstörung. In den meisten Fällen bleiben die Sprachtherapeuten und/oder die Ärzte den Eltern diese Antwort leider schuldig. Nach heutigen Erkenntnissen gibt es nur in seltenen Fällen eindeutige Erklärungen für das Auftreten einer Verbalen Entwicklungsdyspraxie.
Erfreulicherweise gibt es jedoch gesicherte Erkenntnisse darüber, was eine Verbale Entwicklungsdyspraxie auf keinen Fall verursachen kann:

Was sicher NICHT zu den Ursachen gehört

Eltern, deren Kinder von einer Sprachentwicklungsstörung betroffen sind, bekommen häufig von ihren Mitmenschen die Schuld daran zugewiesen. Zudem erhalten sie eine Vielzahl „wohlmeinender" Ratschläge, die, wenn sie diese denn nur beherzigen würden, das Problem aus der Welt schaffen würden.
Es ist jedoch absolut auszuschließen, dass zu den Ursachen, die zu einer Verbalen Entwicklungsdyspraxie führen, das „schlechte" Sprachvorbild der Eltern gehört. Auch wenn in einer Familie kaum vorgelesen, gesungen und gereimt wird, so ist das noch lange kein Auslöser für eine Sprachentwicklungsstörung. Wir wissen im Gegenteil, dass Kinder, die in einer Umgebung aufwachsen, die ihnen nur ein unzureichendes Sprachangebot bietet, trotzdem gut sprechen lernen können und ihr Sprachvermögen sogar komplexer und ausgereifter sein kann als das ihres Umfeldes.

Beispiel

Ein Beispiel für dieses Phänomen ließ sich während der Zeit der Kolonisation bei Kindern beobachten, deren Eltern von den Kolonialmächten ausgebeutete Arbeiter waren, die das sogenannte „Pidgin" sprachen. Diese Sprache wurde von verschiedensprachigen Kolonialarbeitern entwickelt, um sich untereinander und mit ihren Kolonialherren verständigen zu können. Pidgin war eine an Vokabular und grammatischer Struktur stark reduzierte Sprachform, deren lautliche Struktur von der jeweiligen Muttersprache des Sprechers geprägt wurde. Interessant war, was mit dem Spracherwerb der Kinder passierte, die in einer Umgebung aufwuchsen, die sich mit dieser rudimentären Behelfssprache verständigte. Sie entwickelten das sogenannte „Kreol", eine Sprache, wesentlich reicher an differenzierenden grammatischen Strukturen als Pidgin und mit einem weitaus größeren Vokabular bestückt (vgl. Zimmer 1989).

Aber natürlich lässt sich Sprache ganz ohne Sprachangebot auch nicht erlernen. Traurige Beweise für diese Tatsache sind „Wilde Kinder“:

„So nennt man jene Kinder, die außerhalb aller menschlicher Gesellschaft groß werden müssen: ganz auf sich selber gestellt in irgendeiner Wildnis, in der Gemeinschaft mit Tieren oder aber, ... von aller Welt abgeschlossen in irgendeinem Verlies“ (Zimmer 1989, S. 24).

Ein grausames Experiment, das der ägyptische König Psammetich I vor ca. 2500 Jahren durchführte, belegt, dass Kinder Sprache nur in einer sprechenden Umgebung entwickeln können:

Psammetich I. wollte die menschliche Ursprache erforschen und ließ daher zwei neugeborene Kinder in der Wildnis bei einem Ziegenhirten aufwachsen. Der Mann durfte mit den Kindern absolut nicht sprechen. Als man die Kinder nach ein paar Jahren zurückholte, brachten sie nur „bek bek“, das Meckern der Ziegen hervor (vgl. Zimmer 1989).

Sicherlich sind es außerordentlich inhumane Beispiele, mit denen hier belegt werden soll, dass schon unbeschreiblich schreckliche Bedingungen vorliegen müssen, um Kindern das Erlernen einer menschlichen Sprache zu verwehren. Aber hinter der Zuhilfenahme dieser drastischen Schilderungen steckt die nachdrückliche Absicht, aufzuzeigen, dass keinesfalls die Bezugspersonen an der Sprachentwicklungsstörung eines Kindes schuld sind – wenn sie weitestgehend „normal“ mit dem Kind über Sprache kommunizieren.
Dass es allerdings Möglichkeiten für Eltern gibt, den Spracherwerb ihres Kindes positiv zu beeinflussen und die sprachtherapeutische Behandlung zu unterstützen, soll mit obigen Ausführungen keinesfalls infrage gestellt werden. Eine Reihe von Maßnahmen, die als spracherwerbsfördernd gelten, sind im Kapitel „Sprach- und Kommunikationsförderung – was können Eltern tun?“ aufgeführt.

Neurologische Ursachen

„Nach bisherigen Erkenntnissen ist von einer Störung zentraler Instanzen, die für die Sprechbewegungsplanung verantwortlich sind, auszugehen."

(Schulte-Mäter 2009)

!

Vermutet werden verzögerte Reifungsprozesse von Nervenbahnen und -verbindungen, die für die Sprechbewegungsplanung zuständig sind. Doch noch ist die Hirnforschung nicht in dem Stadium angelangt, in dem es gelingt, das komplexe Zusammenspiel der zentralnervösen Strukturen zu begreifen und die Reifungsvorgänge des kindlichen Gehirns nachzuvollziehen. Fest steht jedoch, dass neurologische Untersuchungen, die bei Kindern mit diagnostizierter Verbaler Entwicklungsdyspraxie durchgeführt wurden, keine Veränderungen im Gehirn ergaben. Die Kinder haben somit keine Hirnschädigungen, sogenannte Läsionen, wie sie bei der erworbenen Sprechapraxie nachgewiesen werden können.
Allerdings können leichte neurologische Auffälligkeiten in Verbindung mit einer Verbalen Entwicklungsdyspraxie auftreten, beispielsweise irreguläre EEG-Befunde und allgemeine motorische Koordinierungsschwächen (vgl. Kapitel „Mögliche Begleitsymptome"). Ein charakteristisches Muster neurologischer Abweichungen bei Kindern mit einer Verbalen Entwicklungsdyspraxie lässt sich jedoch nicht erkennen.

Genetische Ursachen

Bekannt ist, dass Entwicklungsstörungen genetisch bedingt sein können. Allgemein gilt eine genetische Disposition als möglicher Bedingungshintergrund bei Sprech- und Sprachauffälligkeiten. Das bedeutet jedoch nicht, dass alle betroffenen Familienmitglieder dieselben Symptome zeigen müssen. Eine familiäre Sprachschwäche kann unterschiedlichste Sprachentwicklungsstörungen bedingen, wie beispielsweise sehr später Sprechbeginn, Aussprachestörungen, Probleme mit dem Erwerb grammatischer Regeln und/oder des Wortschatzwissens, Formulierungsschwäche, Stottern und andere mehr.

Auch bei einer Verbalen Entwicklungsdyspraxie kommen derartige Auffälligkeiten im Spracherwerb familiär gehäuft vor. Bei einigen Kindern wird das Vorliegen einer genetischen Disposition dadurch bestätigt, dass mehrere Familienmitglieder von einer Verbalen Entwicklungsdyspraxie betroffen sind. In diesen Fällen sind es fast immer gleichgeschlechtliche Geschwister, das heißt es sind nur die Mädchen oder nur die Jungen in einer Familie betroffen.

Eine Verbale Entwicklungsdyspraxie kann durch bestimmte chromosomale Translokationen (Umlagerungen eines Chromosomabschnittes innerhalb des Chromosomenbestandes) oder Chromosomverdoppelungen verursacht werden. Diesbezügliche Forschungsergebnisse sind allerdings noch sehr rar. Eine Forschergruppe in London konnte im Fall einer Großfamilie die Verbale Entwicklungsdyspraxie als eine erbliche Sprechstörung identifizieren. Vargha-Khadem und ihren Mitarbeitern gelang der Nachweis eines Gens (FOXP2), das bei der Entwicklung der Sprache und des Sprechens eine bedeutende Rolle spielt. Ist dieses Gen mutiert, also verändert, so kann das eine Sprach- bzw. Sprechstörung nach sich ziehen. Bei einer Familie, die als „KE-Familie“ in der Fachliteratur bekannt wurde, wurden 31 Familienmitglieder aus drei Generationen untersucht. Bei der Hälfte dieser Personen wurden eine Verbale Entwicklungsdyspraxie und/oder orale Dyspraxie nachgewiesen. Alle betroffenen Familienmitglieder wiesen bestimmte strukturelle Veränderungen im Gehirn auf (Vargha-Khadem et al. 1998). Auch die genetische Untersuchung eines Jungen („Patient CS“) mit Verbaler Entwicklungsdyspraxie, der nicht mit der „KE-Familie“ verwandt ist, ergab ebenso eine Mutation im Bereich dieses sogenannten „Sprachgens“.

Stoffwechselstörungen als Ursachen

Stoffwechselstörungen können hemmende Auswirkungen auf die Ausreifung der Gehirnfunktionen haben und somit die kognitive Entwicklung und auch die Sprachentwicklung negativ beeinflussen.

Eine angeborene Störung des Milchzuckerstoffwechsels (Galaktosämie) kann die Entwicklung der Sprechmotorik erheblich stören und ursächlich für eine Verbale Entwicklungsdyspraxie sein. Wird diese seltene Erkrankung bei Neugeborenen im Rahmen eines Neugeborenen-Screenings festgestellt, so werden durch eine sofort erfolgende milchzuckerfreie Ernährung in aller Regel Folgeschäden wie Gelbsucht und Lebervergiftung verhindert. Dennoch lässt es sich – trotz streng eingehaltener Diät – bei über der Hälfte der betroffenen Kinder nicht vermeiden, dass sie Entwicklungsstörungen erleiden und ihre Sprachentwicklung möglicherweise durch eine Verbale Entwicklungsdyspraxie erheblich beeinträchtigt wird (Webb et al. 2003).

VED und neuronale Entwicklungsstörungen

Eine Verbale Entwicklungsdyspraxie kann ein Begleitsymptom einer neurologischen Erkrankung sein und beispielsweise zusammen mit **Autismus** oder manchen Formen von **Epilepsie** vorkommen.

Auch bei einigen Syndromen wird das Auftreten einer Verbalen Entwicklungsdyspraxie beschrieben. Zwar zählt die VED nicht zu den Leitsymptomen der im Folgenden aufgeführten Syndrome, aber die Störung kann möglicherweise ein Begleitsymptom sein. Die Auflistung der Syndrome ist von oben nach unten nach der Vorkommenshäufigkeit einer Verbalen Entwicklungsdyspraxie mit dem jeweiligen Syndrom gestaffelt.

- Fragiles X-Syndrom
- Angelman-Syndrom
- Prader-Willi-Syndrom
- Klinefelter-Syndrom
- Fetales Alkohol-Syndrom
- Finnow-Syndrom
- Rett-Syndrom
- Sotos-Syndrom
- Floating-Harbor-Syndrom
- Down-Syndrom

Gerade bei Kindern mit einem Down-Syndrom wird das Vorliegen einer Verbalen Entwicklungsdyspraxie nicht selten übersehen, da zunächst vor allem syndromspezifische Auffälligkeiten, wie beispielsweise mundmotorische Probleme, im Fokus der therapeutischen Bemühungen stehen.

Die Abbildungen 1a–d zeigen ein Mädchen mit Down-Syndrom, bei dem eine VED erst diagnostiziert wurde, nachdem sich trotz langjähriger Sprachtherapie keine Fortschritte gezeigt hatten. Sie konnte im Alter von 7 Jahren noch kaum verbal kommunizieren. Eine Umstellung der Therapie auf den Therapieansatz VEDiT® ermöglichte es ihr nach relativ kurzer Zeit, ihrer Umwelt ihre Wünsche, Fragen, Feststellungen und Meinungen verbal mitzuteilen. Das erste Bild zeigt ihre freudige Reaktion auf die Frage, ob von ihr Fotos gemacht werden dürfen, damit andere Kinder sehen können, wie sie die Handzeichen z. B. für K und O des Phonembestimmten Manualsystems (vgl. Kapitel „VEDiT®“) zu den jeweiligen Buchstaben macht.

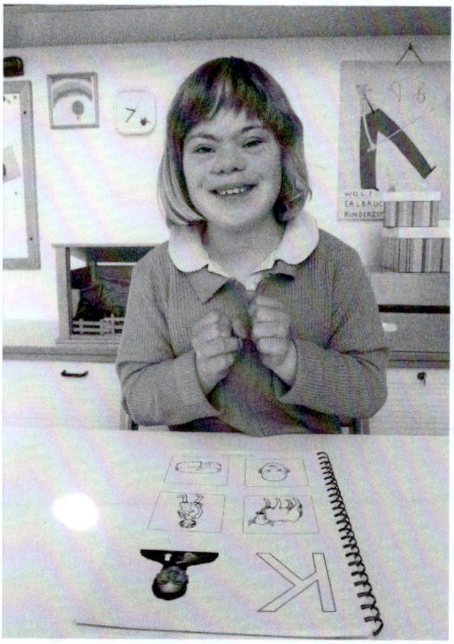

Abb. 1a

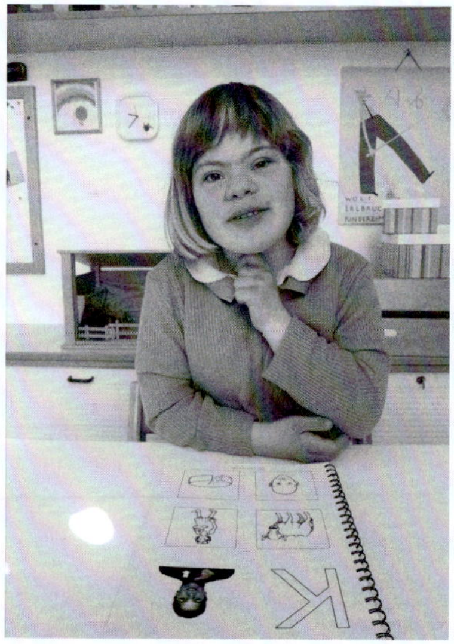

Abb. 1b

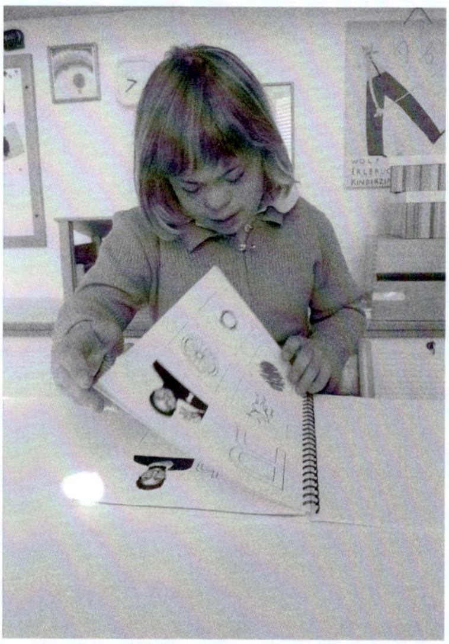

Abb. 1c

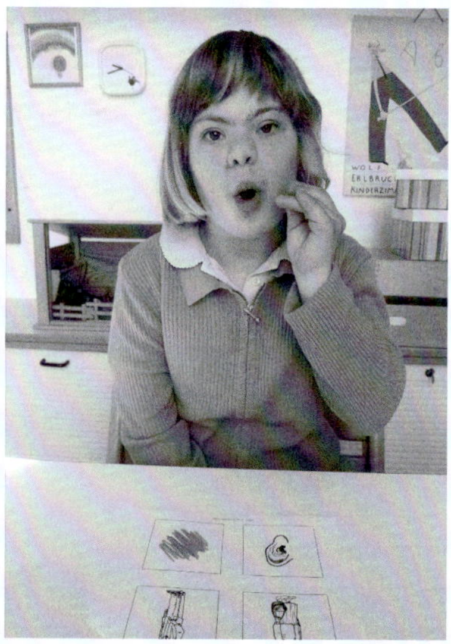

Abb. 1d

Therapie nach VEDiT® - Abb. 1b Handzeichen für K,
Abb. 1d Handzeichen für O

| Diagnostik

Wie in dem Kapitel „Anzeichen und Symptome einer VED" beschrieben, gibt es eine Reihe symptomatischer Auffälligkeiten in der Sprachentwicklung eines Kindes mit Verbaler Entwicklungsdyspraxie. Je mehr dieser Merkmale und Symptome bei einem Kind vorliegen, desto gesicherter wird die Diagnose.

Die Abklärung, ob eine Verbale Entwicklungsdyspraxie vorliegt oder ob es sich um eine andere Form einer Sprach- bzw. Sprechstörung handelt, kann nur von Fachleuten vorgenommen werden. Der Sprachtherapeut muss sich ein umfassendes Bild von der Sprachentwicklung des Kindes machen, um beurteilen zu können, welche Störung zugrunde liegt.

Da durch eine Verbale Entwicklungsdyspraxie alle Bereiche der verbal-expressiven Sprachentwicklung beeinträchtigt sind, wirkt sich das erschwerend auf die Identifizierung der zugrunde liegenden Störung aus.

Ausschluss organischer Ursachen

Von grundlegender Bedeutung ist der Ausschluss organisch bedingter Einschränkungen. Somit sollten vor einer logopädischen Diagnostik eingehende Untersuchungen bei einem Kinder- und Jugendneurologen erfolgen. Es muss abgeklärt werden, ob neurophysiologische oder neuromuskuläre Defizite im orofazialen Bereich (Mund- und Gesichtsbereich) vorliegen und falls das zutrifft, ob sie die Ursache für die Sprechstörung sein können.

Eine wesentliche Voraussetzung für die Sprachentwicklung ist, dass das Kind richtig hört. Um das Hörvermögen des Kindes beurteilen zu können, sind pädaudiologische Untersuchungen notwendig. Hört das Kind nicht oder nur sehr eingeschränkt, kann das seine Sprachentwicklung erheblich beeinträchtigen oder sie sogar verhindern. Generell sollten bei Kindern mit Sprachentwicklungsstörungen regelmäßige Verlaufskontrollen durch HNO-Ärzte oder Pädaudiologen durchgeführt werden, damit Hörstörungen ausgeschlossen bzw. diagnostiziert und fachgerecht behandelt werden können. In diesem Zusammenhang ist hervorzuheben, dass Babys mit schweren Einbußen des Gehörs im Vergleich zu normal hörenden Kindern wenig brabbeln und mit ca. 6 Monaten ganz verstummen können. Etwa in diesem Alter beginnt normalerweise die sogenannte zweite Lallphase, in der die Kinder ihre eigenen Geräusche und Laute sowie die ihrer Umgebung wahrnehmen und nachahmen können. Da Kinder mit einer Verbalen Entwicklungsdyspraxie in der Säuglingszeit meist kaum oder gar nicht lallen und plappern, ist es für die Differenzialdiagnose natürlich von entscheidender Bedeutung, ob ein Kind aufgrund einer Hörstörung ein eher stilles Baby gewesen ist.

Anamnese

Im Rahmen einer diagnostischen Abklärung hat das Anamnesegespräch eine zentrale Stellung. Es geht um die Erhebung des Verlaufs der Sprachentwicklung und des aktuellen Standes. Gerade bei dem Verdacht auf eine VED ist die Anamnese eine wichtige Maßnahme, da die Kinder spezifische Auffälligkeiten in ihrer Sprachentwicklung zeigen, die jedoch von Kind zu Kind unterschiedlich sind (z. B. stilles Baby, sehr verspäteter Sprechbeginn, Verlust bereits beherrschter Lautierungen oder Wörter, Inseln der Verständlichkeit, Suchbewegungen der Lippen und Zunge bei Sprechversuchen). Aus den anamnestischen Angaben von Eltern, bei deren Kindern eine VED diagnostiziert wurde, zwei Beispiele:

„Kilian hat in der Säuglingszeit nicht gelallt und geplappert. Das erste zielgerichtete Wort („Mama“) hat er kurz vor seinem zweiten Geburtstag gesprochen. Ab dem Alter von zwei Jahren hat Kilian dann auch zu lautieren begonnen.“

„Lisa war ein stilles Baby, das wenig gelallt und geplappert hat. Erste Wörter hat sie mit ca. 1 ½ Jahren gesprochen. Auffällig war, dass sie einige Wörter, die sie schon beherrscht hatte, plötzlich nicht mehr verwendete und sie auch nicht nachsprechen konnte.“

Diagnostische Verfahren

Der Sprachtherapeut wird die gängigen diagnostischen Verfahren verwenden, um einen sogenannten Sprachstatus zu erstellen. Ziel ist es, den Entwicklungsstand des Sprachverständnisses, des aktiven Wortschatzes, der Grammatik und der Artikulation eines Kindes zu erfassen. Bei einer Verbalen Entwicklungsdyspraxie sind in der Regel alle expressiven Sprachleistungen (Wortschatz, Grammatik, Artikulation) auffällig.

Sprachstatus

Zur diagnostischen Abklärung, ob es sich bei der Sprachstörung um eine Verbale Entwicklungsdyspraxie handelt, ist die genaue Untersuchung der artikulatorischen Leistungen von besonderer Bedeutung. Anhand eines Lautbestands- und/oder Wortschatztests macht sich der Sprachtherapeut ein Bild über das Lautrepertoire und die Quantität und Qualität der Lautfehlbildungen. Nur über eine exakte Analyse der fehlgebildeten Laute können eine Beschreibung der Fehlertypizität bzw. -variabilität erstellt und Anzeichen auf eine mögliche Verbale Entwicklungsdyspraxie identifiziert werden. Ergeben sich störungsspezifische Anhaltspunkte bei der Überprüfung des Lautbestands oder des Wortschatzes, so wird während des Testverfahrens versucht, das Kind fehlgebildete Laute oder Wörter wiederholen zu lassen. Nur über solche Wiederholungen kann erkannt werden, ob die Fehlbildungen gleichbleibend sind oder veränderlich. Letzteres wäre ein möglicher Hinweis auf eine Verbale Entwicklungsdyspraxie. Zusätzlich werden Nachsprechleistungen anhand von Einzellauten, Silben-, Wort- und Satzlisten geprüft.

Lauterkennung

Kinder mit einer Verbalen Entwicklungsdyspraxie haben meist keine Schwierigkeiten Lautunterschiede zu erkennen. Das bedeutet, dass sie es bemerken, wenn jemand ein Wort falsch ausspricht, und sie wissen in aller Regel auch sehr genau, wenn sie selbst einen Laut oder ein Wort nicht korrekt wiedergeben. Im Gegenzug erkennen sie auch, wenn ihnen die korrekte Aussprache gelingt.

Im Rahmen der diagnostischen Abklärung wird daher auch ein Test durchgeführt, der die Fähigkeit überprüft, ob das Kind Wörter, die sich nur durch einen Laut unterscheiden, sogenannte Minimalpaare, richtig zuordnen kann (z. B. ‚Kopf' und ‚Topf', ‚Fahne' und ‚Sahne', ‚Tasche' und ‚Tasse'). Zur Überprüfung der Lauterkennung bzw. Lautdifferenzierung stehen dem Diagnostiker eine Reihe möglicher Testverfahren zur Verfügung.

Diadochokinese

Von großer Bedeutung im diagnostischen Verfahren ist die Überprüfung sogenannter diadochokinetischer Bewegungsfolgen. Dabei wird das Kind aufgefordert, Silbenfolgen mit wechselnden Artikulationszonen (z. B. „pata pata" oder „pataka pataka") nachzusprechen. Kinder mit einer VED haben bei dieser Aufgabe erhebliche Schwierigkeiten.

Mundmotorik

Wichtig ist auch eine eingehende Untersuchung der intra- und extraoralen Muskelfunktionen, um auszuschließen, dass funktionale organische Schäden im orofazialen Bereich oder neuromuskuläre Defizite (Muskelschwächen, Fehlbildungen, Lähmungen) vorliegen, die die Sprechstörung verursachen könnten.

Ebenso erfolgt eine Untersuchung mundmotorischer Leistungen, um festzustellen, ob eine orale Dyspraxie die Willkürmotorik der Zungen-, Lippen- und Wangenmuskulatur beeinträchtigt.

! *Sollte eine orale Dyspraxie diagnostiziert werden, so ist mit hoher Wahrscheinlichkeit davon auszugehen, dass auch der Sprachstörung eine Dyspraxie, also eine Verbale Entwicklungsdyspraxie, zugrunde liegt.*

Differenzialdiagnostik

Ziel der Diagnostik ist es, eine Abgrenzung zu anderen Störungsbildern vorzunehmen. Bei Verdacht auf eine Verbale Entwicklungsdyspraxie gilt es die Symptome gegenüber anderen Arten kindlicher Artikulationsstörungen abzugrenzen. Das gelingt nicht in jedem Fall, weil sich die Erscheinungsformen ähneln können. Besonders bei Kindern, die noch über sehr eingeschränkte verbal-expressive Leistungen verfügen, kann zunächst keine eindeutige Diagnose erstellt werden und das Vorliegen einer Verbalen Entwicklungsdyspraxie anhand anamnestischer Angaben kann nur sehr vorbehaltlich vermutet werden.
Wichtig zu wissen und sehr entlastend ist, dass das therapeutische Vorgehen durch die noch unsichere Diagnose in aller Regel nicht infrage gestellt wird. Denn für alle Kinder, deren Sprechvermögen dermaßen eingeschränkt ist, dass sie kaum verbal kommunizieren können, müssen als Erstes alternative Kommunikationsformen gefunden werden (vgl. Kapitel „Erste Therapiemaßnahmen“).
Kindliche Aussprachestörungen können organische Ursachen oder funktionelle Ursachen haben (Fox et al. 2015). Die Verbale Entwicklungsdyspraxie zählt zu den organisch bedingten Sprechstörungen.
Abzugrenzen ist die Verbale Entwicklungsdyspraxie gegenüber einer kindlichen Dysarthrie und einer phonologischen Störung, wobei die höchste Herausforderung für den Diagnostiker die Abgrenzung der VED zu einer inkonsequenten phonologischen Störung bedeutet, da auch bei dieser Sprechstörung die Variabilität der Lautbildungsfehler zum typischen Erscheinungsbild gehört. Jedoch gibt es trotz der Überschneidungen der Symptomatik beider Störungen durchaus Merkmale, die eine Unterscheidung ermöglichen (Fox-Boyer, Schulte-Mäter 2020).

Kindliche Dysarthrie

Die kindliche Dysarthrie ist eine neurogene Sprech- und Stimmstörung, die durch eine frühkindliche Schädigung des zentralen oder des peripheren Nervensystems verursacht wird. „Eine kindliche Dysarthrie liegt dann vor, wenn die verursachende neurologische Erkrankung im Kindesalter, d.h. vor Abschluss der Entwicklung sprechmotorischer Funktionen, erworben wurde.“ (Schölderle et al. 2020, S. 24).

Von der Störung betroffen sind die Steuerung und die Ausführung von Sprechbewegungen. Die präzisere Bezeichnung „kindliche Dysarthrophonie“ weist darauf hin, dass neben der Aussprache auch die Stimme (Phonation) betroffen ist. Die Beweglichkeit von Lippen und Zunge ist oft eingeschränkt, sodass die Artikulation undeutlich und verwaschen ist und sich angestrengt anhört. Die Sprechatmung ist häufig gestört und die Stimmführung schwer steuerbar, wodurch die Stimmqualität stark beeinträchtigt wird (z. B. zu hoch, zu tief, zu laut, zu leise, stimmlos, rau, belegt, nasal). Auch die Sprechmelodie, das Sprechtempo und der Sprechrhythmus sind fast immer mit betroffen.

Phonologische und phonetische Störungen

Bei den Ausspracheströrungen mit funktioneller Ursache unterscheidet man zwischen: phonetischer Störung, phonologischer Verzögerung und konsequenter oder inkonsequenter phonologischer Störung (Fox et al. 2009). Bei der phonologischen Störung sind sogenannte phonologische Prozesse zu beobachten, das bedeutet, dass eine gewisse Systematik bei den Lautfehlbildungen oder -auslassungen vorliegt. Diese Prozesse sind normale Entwicklungsschritte während des regelhaften Spracherwerbs. Bestehen sie jedoch über einen bestimmten Zeitraum hinaus oder kommt es zu Lautbildungsfehlern, die für eine normale Sprachentwicklung untypisch sind, spricht man von einer phonologischen Störung. Eine phonetische Störung liegt hingegen dann vor, wenn der Lauterwerb des Kindes weit hinter dem von gleichaltrigen Kindern hinterherhinkt und es einen Laut oder auch mehrere Laute noch nicht – auch nicht isoliert – produzieren kann. Als phonetisch-phonologische Störung bezeichnet man das gleichzeitige Auftreten von phonologischer und phonetischer Störung.

Tab. 1: Auflistung der unterschiedlichen Symptome bei Verbaler Entwicklungsdyspraxie, kindlicher Dysarthrie und phonologischer Störung

Symptom	VED	Dysarthrie	Phonologische Störung
Schwierigkeiten mit unwillkürlichen mundmotorischen Bewegungen wie Kauen, Schlucken etc.	möglich bei gleichzeitigem Vorliegen einer oralen Dyspraxie	ja	nein
Variable Lautbildungsfehler (z. B. dasselbe Wort wird unterschiedlich artikuliert)	ja	nein	möglich, aber meist konstantes Lautfehlbildungsmuster (phonologische Prozesse) **ausgenommen:** inkonsequente phonologische Störung
Art der Lautbildungsfehler und Wortformveränderungen	▪ Lauteinschübe ▪ Vokalfehler (Ersetzungen oder leichte Veränderungen) ▪ Tendenz, Vokale zu zentralisieren (Schwa-Laut) ▪ Lautersetzungen ▪ Lautauslassungen (Wortanfang am häufigsten betroffen) ▪ Lauthinzufügungen ▪ Metathesen (Vertauschung von Lauten innerhalb eines Wortes) ▪ Prolongationen (Lautverlängerungen) ▪ Vereinfachung von Konsonantenverbindungen oder Ersetzung durch einen anderen Laut ▪ Laut- und Silbenwiederholungen ▪ Vereinfachung von Wortformen	▪ Distorsionen (Lautentstellungen) vorherrschend ▪ Prolongationen (Lautverlängerungen)	▪ Lautersetzungen ▪ Lautauslassungen (häufig Wortanfang oder -ende) ▪ Lauthinzufügungen ▪ Reduktion von Konsonantenverbindungen

Symptom	VED	Dysarthrie	Phonologische Störung
Bei zunehmender Wort-/Satzlänge:	deutlicher Anstieg der Fehlerquote	Abnahme der Deutlichkeit	meist keine wesentliche Veränderung
Häufig verwendete, automatisierte Äußerungen	gelingen besser	keine wesentliche Verbesserung	keine wesentliche Verbesserung
Probleme, Laute zu unterscheiden (Fremd- und Eigenhören)	nein	nein	ja
Sprechanstrengung	gelegentlich	ja	nein
Suchbewegungen bei Sprechversuchen	häufig (aber nicht immer beobachtbar!)	nein	nein
Prosodie (Sprechmelodie), Sprechgeschwindigkeit, Rhythmus und Betonung	ggf. beeinträchtigt (in der Bemühung um die korrekte Artikulation)	entsprechend der Art der Dysarthrie beeinträchtigt	meist nicht beeinträchtigt (Ausnahmefälle möglich)
Tonhöhen- und Lautstärkekontrolle	Einschränkungen möglich	beeinträchtigt	meist nicht beeinträchtigt

| Elternberatung

Die Beratung der Eltern durch die Sprachtherapeuten sowie die intensive Einbeziehung der Bezugspersonen in die Sprachtherapie sind grundlegend für den Therapieerfolg.

Sorgen der Eltern – wie können Therapeuten damit umgehen?

Zunächst einmal müssen die Eltern von den betreuenden Fachleuten in ihrer Sorge um das Kind und seine weitere Entwicklung verstanden und angenommen werden. Sie müssen die Angst, die sich die Eltern um die Entwicklung ihres Kindes machen, ansprechen und ernst nehmen.

Die Frage nach den möglichen Ursachen muss eingehend besprochen werden. Falls die Eltern Schuldgefühle entwickelt haben, in der Meinung irgendetwas in ihrem Erziehungsverhalten habe bei dem Kind die Sprachstörung ausgelöst, müssen diese gründlich ausgeräumt werden. Sollten sich diese Selbstzweifel allerdings schon sehr tief eingegraben haben und die gesamte Interaktion betreffen, ist es möglicherweise sinnvoll, auf psychotherapeutische Hilfsmöglichkeiten zu verweisen.

Auch negative Gefühle, die Eltern ihrem Kind gegenüber gelegentlich empfinden, sollten normalisiert werden. Gedanken, wie beispielsweise *„Der geht mir jetzt aber gründlich auf die Nerven!"* oder *„Die würde ich gerade am liebsten auf den Mond schießen!"*, sind nicht tabu, nur weil ein Kind an einer Sprachstörung leidet.

Ebenso gilt es negative Reaktionen und Gefühlsäußerungen des Kindes zu relativieren, beispielsweise wenn es – wieder einmal – nicht verstanden wird (vgl. Kapitel „Auswirkungen auf die psychosoziale Entwicklung").

Geschwisterkinder

Wenn möglich, sollten auch Geschwisterkinder über die Schwere der Sprechstörung und über die Therapieinhalte informiert werden, damit sie ihre Schwester/ihren Bruder zu Hause und im sozialen Umfeld entsprechend unterstützen können.
Andererseits haben es aber auch die Geschwisterkinder nicht leicht und brauchen Verständnis für ihre besondere Situation. Häufig fällt ihnen die Dolmetscherrolle zu, die sie meist gerne

übernehmen, die aber auch eine ständige zusätzliche Anforderung an sie bedeutet. Zudem wird von ihnen immer Rücksichtnahme erwartet, die sie möglicherweise überfordert. Sie erleben, wie sich die Eltern Sorgen um das „Problemkind“ machen, wie viel Zuwendung es erhält und wie häufig es von den Eltern zu speziellen Behandlungsterminen begleitet wird. Das kann zu Eifersucht und Rivalität führen, die das normale Maß geschwisterlicher Konflikte übersteigen. Wichtig ist in jedem Fall, diese Gefühle ernst zu nehmen, anzusprechen und nach Möglichkeiten eines Ausgleichs zu suchen.

Sprach- und Kommunikationsförderung – was können Eltern tun?

Es gibt eine Reihe allgemeiner sprachfördernder Maßnahmen, die Sie als Eltern im täglichen Umgang mit Ihrem Kind beherzigen sollten:

So fördern Sie die Sprachentwicklung Ihres Kindes:

!

- Schauen Sie Ihr Kind beim Sprechen an (Blickkontakt).
- Signalisieren Sie Ihrem Kind, dass Sie ihm zuhören, sich für seine Äußerungen interessieren und es verstehen wollen.
- Nehmen Sie alle Sprachversuche Ihres Kindes als Beitrag zur Kommunikation an, auch wenn sie noch lange nicht perfekt sind.
- Vermitteln Sie Ihrem Kind durch Reaktionen auf seine Äußerungen, dass es mit Sprache etwas erreichen kann (Sprechfreude wecken).
- Bieten Sie Ihrem Kind Sprache als etwas an, das Spaß macht (Quatsch mit Lautierungen oder Wörtern, Lautmalereien, emotionale Sprache, Reime, Lieder) und nicht als etwas mühevoll zu Erlernendes, bei dem man viel falsch machen kann.
- Machen Sie ein angemessenes Sprachangebot, das heißt: nicht zu komplizierte und zu lange Aussagen oder zu viel Neues auf einmal.
- Machen Sie bewusst Gesprächspausen, um dem Kind Gelegenheit zu geben, sich an dem Gespräch zu beteiligen.
- Sprechen Sie deutlich, aber normal mit natürlicher Sprachmelodie.
- Folgen Sie der Aufmerksamkeit Ihres Kindes: Über Dinge, für die sich Ihr Kind interessiert, lässt sich Kommunikation am besten aufbauen.
- Wenden Sie korrektives Feedback an, das heißt: Geben Sie korrekt wieder, was Ihr Kind falsch oder unvollständig gesagt hat, aber beiläufig im Gespräch und nicht als markierte Korrektur („Das sagt man aber so ...!“).

Was sich generell NICHT sprachfördernd auswirkt:

- Das Kind zum Benennen auffordern oder abfragen (z. B.: „Wie heißt das? Was ist das?“).
- Das Kind zum Nachsprechen auffordern (z. B.: „Sag mal ‚Ball‘!“).
- Das Kind wiederholen lassen (z. B.: „Sag mal der Oma, was du vorhin gesagt hast!“).
- Das Kind auf sprachliche Fehler aufmerksam machen, diese kritisieren und verbessern.
- So tun, als würde man die Äußerungen des Kindes nicht verstehen. ABER: Klare Rückmeldung geben, wenn man es definitiv nicht verstanden hat. Die Kinder merken das in aller Regel sowieso und fühlen sich nicht ernst genommen, wenn man ihnen etwas vorspielt.
- Das Kind zum Sprechen zwingen (z. B.: „Du bekommst erst etwas zu trinken, wenn du ‚trinken‘ sagst“).
- Selbst zu viel, zu schnell, zu kompliziert, unnatürlich betont, überdeutlich oder stark verlangsamt sprechen.

Die Wirksamkeit einer logopädischen Therapie – vor allem bei Kindern mit einer Verbalen Entwicklungsdyspraxie – hängt in hohem Maße von der Umsetzung der Fördermaßnahmen im häuslichen Umfeld ab. Unabdingbare Voraussetzung hierfür ist, dass die Eltern in die therapeutischen Maßnahmen einbezogen werden, indem sie angeleitet und beraten werden, wie sie zu Hause das Kind sprachlich fördern und gegebenenfalls die Therapieinhalte gezielt üben können.

Therapie bei VED

Sind Kinder mit einer Verbalen Entwicklungsdyspraxie therapieresistent?

Häufig entsteht die Verdachtsdiagnose „Verbale Entwicklungsdyspraxie“ erst aufgrund mangelnder oder minimaler Fortschritte der Kinder, obwohl sie schon eine geraume Zeit in logopädischer oder sprachtherapeutischer Therapie sind. Das liegt jedoch nicht an einem „therapieresistenten“ Kind, sondern in den meisten Fällen daran, dass die therapeutischen Maßnahmen nicht auf die speziellen Belange der sprechdyspraktischen Störung ausgerichtet waren – nicht zuletzt, weil die der Sprachstörung zugrunde liegende VED nicht erkannt worden ist. Wird bei diesen „therapieresistenten“ Kindern die Therapie auf adäquate Behandlungsmethoden umgestellt, so zeigen sie in aller Regel sehr schnell gute Fortschritte in ihren kommunikativen Fähigkeiten.

Therapiebeginn

Eine Therapie bzw. Elternberatung sollte so früh wie möglich erfolgen. Auf jeden Fall spätestens dann, wenn sich die Bezugspersonen Sorgen machen. Dem gut gemeinten Ratschlag, dass sich das Problem mit der Zeit „auswächst“, sollte auf keinen Fall gefolgt werden. Ebenso wenig zielführend ist folgende Begründung, mit der Therapie noch abzuwarten:

> Eltern von Jonas, 3;9 Jahre:
> *„Logopädische Therapie wurde noch nicht begonnen, da man uns gesagt hat, dass hierzu die Basis fehlt und nur Kinder, die schon sprechen, Sprachtherapie bekommen könnten.“*

Therapievoraussetzungen

Das Kind sollte nicht mit anderen Aktivitäten oder Therapieprogrammen überhäuft sein. Ein übergefördertes ist schnell auch ein überfordertes Kind, das mit den Anforderungen einer intensiven Sprachtherapie (i. d. R. ein bis zwei Therapieeinheiten pro Woche) kaum zurechtkommen kann.

Erste Therapiemaßnahmen

Kindern, deren Möglichkeiten, sich verbal zu äußern, noch stark eingeschränkt sind, müssen zunächst alternative Kommunikationsformen vermittelt werden, damit sie sich ihrer Umwelt mitteilen können.

Einsatz lautsprachunterstützender Gebärden

Ein elementarer erster Schritt ist die Vermittlung lautsprachunterstützender Gebärden. Mit einem Grundstock an Gebärden soll diesen Kindern zunächst ein Weg eröffnet werden, sich selbst mitzuteilen.

! Der Einsatz von Gebärden muss auf jeden Fall sprachlich begleitet werden.

Viele Kinder mit einer Verbalen Entwicklungsdyspraxie haben häufig schon eigene Handzeichen erfunden, um sich mitzuteilen, und es ist oft erstaunlich, welchen Einfallsreichtum sie dabei entwickeln.
Leider erhalten Eltern auch diesbezüglich häufig keine hilfreichen Ratschläge, wie folgende Beispiele zeigen:

„In der Heilpädagogischen Tagesstätte bekommt sie einmal wöchentlich Sprachtherapie, hier werden jedoch keine Gebärden angewandt. Die Therapeutin ist der Auffassung, dass der Erwerb der Gebärden den Lautspracherwerb verhindert oder zumindest verzögert.“
Mutter von Amelie, 4;0 Jahre

„Die Oma vertritt die Meinung, dass man den Buben zur Sprechfaulheit erzieht, wenn man auf Gebärden reagiert.“
Vater von Sven, 3;6 Jahre

Mit Nachdruck muss an dieser Stelle gesagt werden, dass es absolut nicht zutreffend ist, dass Kinder durch das Erlernen von Gebärden am Lautspracherwerb gehindert werden, ihnen die Lust an der Lautsprache verdorben wird oder sich die Verwendung von verbaler Sprache verzögert. Es ist wissenschaftlich erwiesen, dass durch den Einsatz von Gebärden, die wie Wörter Symbole sind, das Sprachzentrum aktiviert wird und Vernetzungen entstehen. Der Gebrauch von Gesten und Gebärden ist ein wesentlicher Bestandteil der normalen Sprachentwicklung und geht als Kommunikationsmittel der gesprochenen Sprache voraus.

Der Einsatz von Gebärden bei Kindern mit einer Verbalen Entwicklungsdyspraxie versteht sich als temporäre Kommunikationsform, solange die verbal-sprachlichen Leistungen für eine Kommunikation noch nicht ausreichend sind. Sobald es dem Kind gelingt, bestimmte Wörter verständlich auszusprechen, werden die dafür zunächst eingesetzten Gebärden nicht mehr benötigt und vom Kind auch nicht mehr verwendet.

Zu den „natürlichen" Gebärden, wie sie ganz selbstverständlich schon im Umgang mit Kleinkindern verwendet werden, können weitere Gebärden auch familienintern selbst erfunden werden.

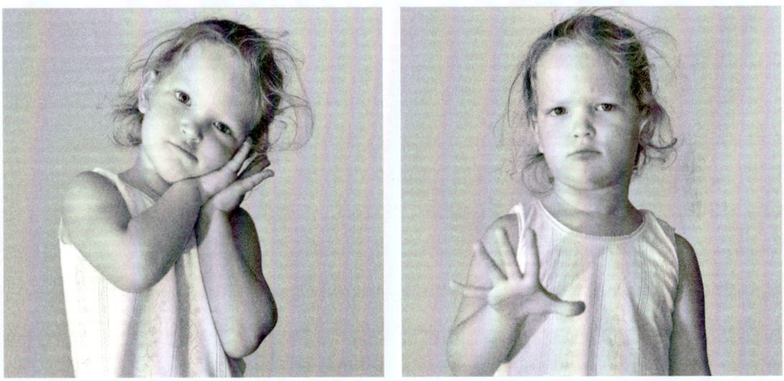

Abb. 2a, b: Beispiele für die natürlichen Gebärden für „schlafen" und „Stopp"

Um mit dem Kind diese alternative Kommunikationsmöglichkeit auszubauen, können neben natürlichen und selbst erfundenen Gebärden auch Gebärden aus dem Fundus diverser lautsprachunterstützender Gebärdensysteme verwendet werden. Beispielsweise das GuK*-System von Etta Wilken, das entwickelt wurde, um Kindern, die nicht oder noch nicht sprechen, durch den begleitenden Einsatz von Gebärden die Verständigung zu ermöglichen. Dabei werden nicht alle Wörter gebärdet, sondern nur einzelne, die für das Verstehen einer Mitteilung von Bedeutung sind. Die Auswahl der Gebärden sollte jeweils nach dem kommunikativen Wert für das Kind erfolgen und an seinem Lebenskontext orientiert sein. Sinnvoll ist es, Abbildungen der Gebärden in einem kleinen Ordner zusammenzufassen, damit sich auch Erzieher und andere Bezugspersonen über die Zeichen und ihre Bedeutung informieren können.

* **G**ebärden-**u**nterstützte **K**ommunikation

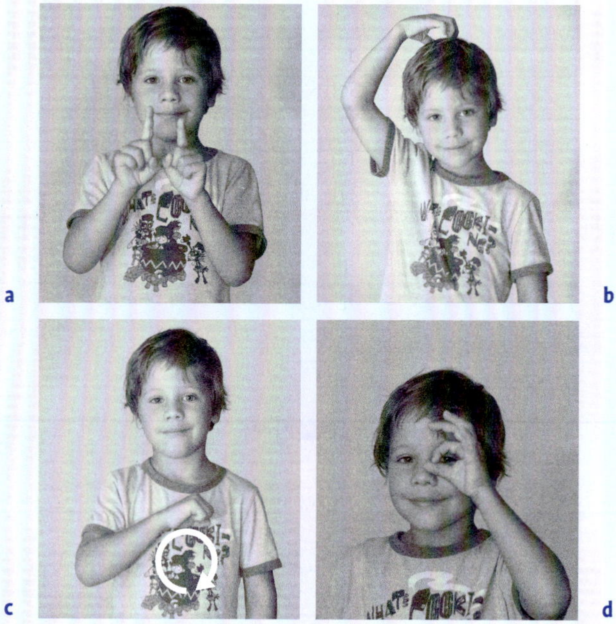

**Abb. 3a–d: Beispiele für selbst erfundene Gebärden:
a = klein, b = Regen, c = Müllauto, d = Thomas, der eine Brille trägt**

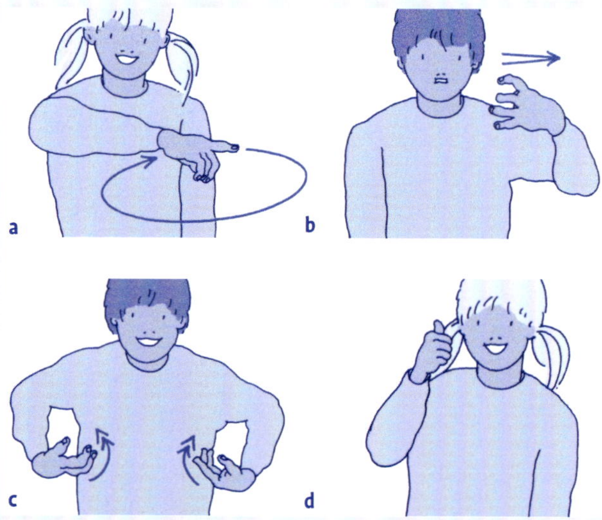

Abb. 4a–d: GuK-Gebärden: a = alle, b = heiß, c = Affe, d = gut (Wilken 2014)

Spaß an Lautierungen fördern

Kinder mit einer Verbalen Entwicklungsdyspraxie waren meist stille Babys, die kaum oder gar nicht gelallt und geplappert haben. Somit blieb ihnen auch der Spaß am dialogischen Lautieren verborgen. Zunächst wird deshalb versucht, die Freude am vokalischen „Herumblödeln“ zu wecken – egal wie alt das Kind inzwischen ist.

Der Fachausdruck für Lautierungen und sprachliche Nachahmungen von außersprachlichen Geräuschen heißt Onomatopoesie. Zur Förderung verbal-expressiver Sprachleistungen werden in der Therapie und auch zu Hause emotionale Äußerungen und bedeutungstragende Lautierungen so häufig wie möglich in passenden Situationen eingesetzt. Auch Lautmalereien für Tierlaute und Geräusche oder die sogenannte „Comicsprache“ sind geeignete Mittel, um den Spaß an verbalen Äußerungen zu fördern.

Beispiel

Beispiele für bedeutungstragende Lautierungen:

- „mmh“, wenn das Essen schmeckt
- „bäh“ oder „iih“, wenn das Essen nicht schmeckt oder etwas nicht gut riecht
- „au“ oder „aua“ bei Schmerzen
- „ei“ beim Streicheln
- „hmm“ oder „ähm“ beim Überlegen

Beispiele für Lautmalereien und Geräuschnachahmungen:

- „brmmbrmm“ für Autos
- „tatütata“ für Feuerwehr- und Polizeiautos und Notarztwagen
- „schsch“ für Wasser, das aus dem Wasserhahn sprudelt
- „wauwau“ für Hund
- „tssss“ für Fliege
- „mmm“ für Biene

Beispiele für „Comicsprache“:

- „o-oh“ oder „uups“, wenn etwas misslingt oder herunterfällt
- „boa“, wenn etwas toll ist
- „hui“, wenn etwas schnell ist
- „blubb“, wenn eine Seifenblase platzt

Eltern kann es zunächst sehr schwerfallen, sich auf diese niedrige verbale Ebene zu begeben, wenn das Kind schon größer ist. Ist es doch ihr größter Wunsch, dass das Kind richtig sprechen lernt, und da erscheint es ihnen möglicherweise abwegig, zu diesem Ziel über Baby- und Comicsprache zu gelangen.

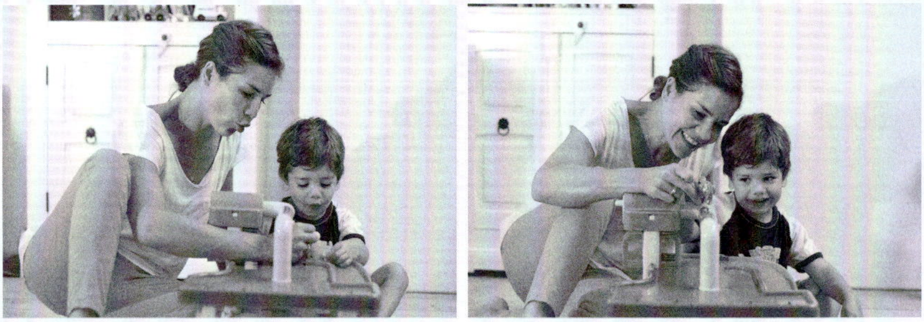

Abb. 5a, b: Lautierungen: Das Auto rutscht mit „ooooo“, der Tiger mit „iiiiii“ die Parkgarage herunter

Erwiesenermaßen ist jedoch schon sehr viel gewonnen, wenn das Kind den Spaß an verbaler Kommunikation entdeckt, und dafür sollte jedes Mittel recht sein. Über ein häufiges Angebot der oben beschriebenen Lautierungen soll erreicht werden, dass das Kind den einen oder anderen Laut irgendwann selbst intentional einsetzt.

Anlegen eines Erlebnisbuches

Für Kinder, die sich verbal kaum ausdrücken können und die schon in einen Kindergarten gehen, ist das Anlegen eines Erlebnisbuches oder „Ich-Buches“ hilfreich. Über dieses Buch, in das die Eltern eintragen, was das Kind erlebt hat, was für es wichtig ist oder war, kann sich das Kind beispielsweise im morgendlichen Stuhlkreis des Kindergartens mitteilen. Auch Fotos von Menschen, Gegenständen und Aktivitäten, die für das Kind von Bedeutung sind, könnten ihm zunächst helfen, anderen von seinem Leben etwas mitzuteilen.

Helfen mundmotorische Übungen?

Hier ist die eindeutige Antwort: **NEIN!**

> **!** Mundmotorische Übungen haben – wenn überhaupt – nur einen unwesentlichen Effekt auf das Erlernen sprechmotorischer Bewegungsabläufe!

In der Therapie mit Kindern mit VED sind mundmotorische Übungen eine unnötige Zeitverschwendung. Ganz besonders aussichtslos ist es, eine orale Dyspraxie mit der Durchführung mundmotorischer Übungen behandeln zu wollen.

| Therapieansätze

VEDiT®
(VED-intensiv-Therapie nach A. Schulte-Mäter)

Der Therapieansatz **VEDiT® (VED-i**ntensiv-**T**herapie) ist ein sehr stark strukturiertes Therapieprogramm, das speziell für Kinder mit einer Verbalen Entwicklungsdyspraxie entwickelt wurde, sich jedoch auch bei anderen schweren Störungen der Artikulation bewährt hat (Schulte-Mäter 2018).

> Oberstes Ziel ist die Erarbeitung verständlicher Äußerungen mit möglichst hohem kommunikativen Wert. **!**

Obwohl es eine sehr stringente und intensive Therapie ist, die den Kindern viel abverlangt, ist es doch immer wieder erstaunlich, wie hoch motiviert und voller Eifer die meisten Kinder mitarbeiten, wenn sie erkennen, dass sie sich zunehmend verständlicher ausdrücken können.

Die Therapie sollte – wenn es die Umstände zulassen – in den ersten Wochen zweimal wöchentlich erfolgen. Wichtiger als die Therapiefrequenz ist jedoch die Einbindung der Eltern (oder anderer Bezugspersonen) in die therapeutische Arbeit, da dieser Therapieansatz nur mit täglichen Sprechübungen und hoher Wiederholungsrate Erfolg haben kann. Die VEDiT®-Übungssequenzen zu Hause sollten zu regelmäßigen Zeiten an einem Tisch stattfinden und nicht viel länger als 5 Minuten dauern. Die Zeitbegrenzung als gegebene Größe ist äußerst wichtig, damit das Kind nicht frustriert wird und die Motivation verliert.

Bei besonders schwer betroffenen Kindern ist es möglicherweise sinnvoll, eine intensive VEDiT®-Therapie im Rahmen eines stationären Aufenthaltes in einer Rehaklinik oder einem Sozialpädiatrischen Zentrum durchzuführen.

Der Therapie nach VEDiT® liegen vier Grundprinzipien zugrunde.

VEDiT®-Grundprinzipien

Multisensorielle Assoziationstheorie
- Visuelle und taktil-kinästhetische Hinweisreize werden einzelnen Lauten zugeordnet.

Erarbeitung motorischer Programme
- Die Wiederholungsrate der jeweiligen Übungsinhalte ist extrem hoch, um eine Automatisierung von Sprechbewegungsabläufen zu erreichen.

Sukzessive Approximation
- Die Erarbeitung von Wörtern und Phrasen über gelenkte Vereinfachungen dient der Erhöhung der Verständlichkeit.

Erarbeitung eines Kernvokabulars
- Aussagen, mit denen etwas bewirkt werden kann, haben Vorrang vor dem Benennen von Gegenständen.

1. VEDiT®-Grundprinzip: Multisensorielle Assoziationstheorie
Die Multisensorielle Assoziationstheorie basiert auf dem Prinzip des assoziativen Lernens. Durch ein systematisches Training von Aufmerksamkeit und Gedächtnis soll die Fähigkeit des willkürlichen Abrufs von Sprecheinheiten aufgebaut werden. Die einzelnen Laute werden mit manuellen, taktilen und visuellen Reizen assoziativ verknüpft. Die Verknüpfungen zu den Lauten über visuelle und physische Reize sollen dem Kind helfen, sich an den artikulatorischen Bewegungsplan für den Einzellaut zu „erinnern“, um darauf aufbauend Lautfolgen und Wörter realisieren zu können.

! Jedem Laut werden ein Handzeichen, der entsprechende Buchstabe und drei bis vier Wörter, die mit diesem Laut beginnen, zugeordnet.

Ziel dieser Methode ist es keinesfalls, alle Laute mit den jeweiligen Hinweisreizen zu erarbeiten. Der Sprachtherapeut entscheidet im Verlauf der Therapie für jedes einzelne Kind, welche Laute mit den Verknüpfungen erlernt werden.

Grundlegend für die Entscheidung, welche Laute nach VEDiT® erarbeitet werden, sind zwei Überlegungen:

- Die sprechmotorische Umsetzbarkeit:
  - Kann das Kind den Laut überhaupt schon bilden?
- Der kommunikative Wert:
  - Welches Wort ist für dieses Kind wichtig?

(vgl. Kapitel „4. VEDiT®-Grundprinzip: Erarbeitung eines Kernvokabulars“)

Phonembestimmtes Manualsystem (PMS) nach VEDiT®

Ein zentraler Therapieinhalt ist die Vermittlung des Phonembestimmten Manualsystems (PMS) nach VEDiT®. Es besteht aus Handzeichen, die jedem Laut zugeordnet werden.

Das Phonembestimmte Manualsystem gibt es nicht nur bei dem Therapieansatz VEDiT®, sondern es existieren viele Versionen davon. Ursprünglich wurde das PMS als unterstützende Maßnahme für den Lese- und Schreiblernprozess konzipiert und an vielen Förderschulen wird das System zu diesem Zweck nach wie vor eingesetzt. Bei Therapiekindern, die aktuell oder in naher Zukunft eine Schule besuchen, an der das PMS verwendet wird, sollten die in dieser Schule verwendeten Handzeichen auch in der Therapie angewandt werden. Bei allen anderen Kindern empfiehlt sich das PMS nach VEDiT®, da diese Handzeichen speziell für Kinder mit Artikulationsproblemen ausgesucht wurden und sich nicht nach Kriterien richten, die für den Lese- und Schreiberwerb von Bedeutung sind. Bei dem PMS nach VEDiT® wurde unter anderem darauf geachtet, dass der Mund durch die Handzeichen nicht verdeckt wird, da für Kinder mit Aussprachestörungen das Mundbild eine weitere visuelle Information bietet.

Die meisten Handzeichen des PMS vermitteln über den visuellen und taktil-kinästhetischen Kanal (Tast- und Bewegungswahrnehmung) Informationen darüber, wie ein Laut gebildet wird (Schulte-Mäter 2017). Dargestellt wird beispielsweise die Unterscheidung zwischen stimmhafter und stimmloser Lautbildung bei den Lauten /b/ und /p/, /d/ und /t/, /g/ und /k/.

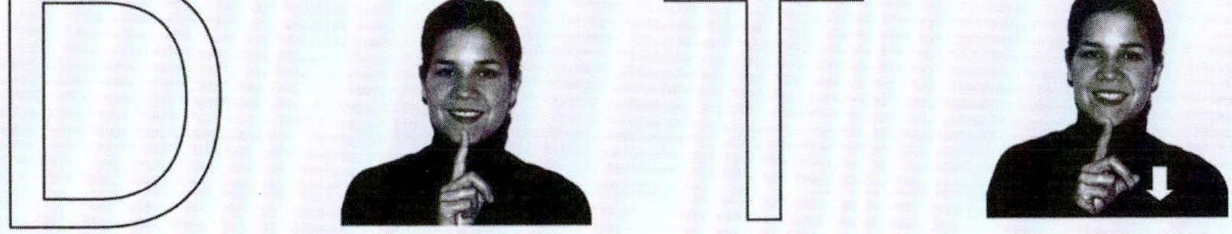

Abb. 6: PMS nach VEDiT® D und T

Beispiel

Durch den nach oben deutenden Zeigefinger bei den Lauten /d/ und /t/ wird auf die Aufwärtsbewegung der Zungenspitze bei der Durchführung dieser Laute hingewiesen. Der Gegensatz zwischen Stimmhaftigkeit (bei dem Laut /d/) und Stimmlosigkeit (bei dem Laut /t/) wird durch eine schnelle Bewegung des Fingers nach unten bei der Bildung des Lautes /t/ kenntlich gemacht.

Das PMS ist auch für jüngere Kinder (ca. ab einem Entwicklungsalter von 3 Jahren) relativ leicht zu erlernen. Perfektion ist bei der Bildung der Handzeichen nicht erforderlich, sodass auch Kinder mit feinmotorischen Schwierigkeiten die Zeichen meist formen können. Falls ein Kind – z. B. aufgrund einer ausgeprägten Dyspraxie der Handmotorik – definitiv nicht in der Lage ist, die Handzeichen zu bilden, sollte das PMS dennoch zur Visualisierung der einzelnen Laute vom Therapeuten und den Eltern bzw. Erziehern verwendet werden.
Die Hinweisreize zu den Lauten und Lautfolgen werden nicht mehr vorgegeben, sobald sie nicht mehr benötigt werden.
Der normale Verlauf des Lauterwerbs diktiert nicht die Wahl der zu erarbeitenden Laute: Es werden zunächst nur die Laute verwendet, die das Kind bereits beherrscht, um damit Lautfolgen und kommunikative Äußerungen aufzubauen. Ein Laut nach dem anderen wird in Verbindung mit dem Handzeichen und dem Buchstaben (Graphem) erarbeitet.

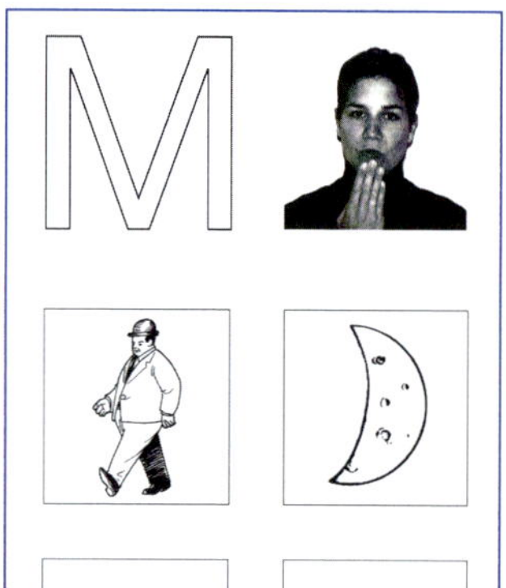

Abb. 7: VEDiT® Arbeitsblatt M (Schulte-Mäter 2016)

VEDiT® Arbeitsblätter

Es wird mit Arbeitsblättern gearbeitet, auf denen der Buchstabe (bzw. die Buchstabenfolge z. B. bei /sch/ oder /au/), das Handzeichen und Wörter abgebildet sind, die mit dem Laut beginnen.
Die Laute werden so lange eingeschliffen, bis sie so zuverlässig mit dem Handzeichen verknüpft sind, dass sie darüber abgerufen werden können.
Sind schon mehrere Zeichen eingeführt, können damit auch Lautfolgen sicht- und fühlbar gemacht werden. Aufgrund der Symptomatik der Störung treten bei Kindern mit einer VED genau an dieser Stelle, also beim Versuch Laute zu Lautsequenzen zu verbinden, zunächst große Probleme auf. Die Handzeichen des PMS haben sich als sehr hilfreich zur Überwindung dieser Hürde erwiesen.

Die auf den Arbeitsblättern abgebildeten Wörter sind keinesfalls Zielwörter, die mit dem Kind erarbeitet werden sollen, sondern sie dienen als weitere Verknüpfungen zu dem jeweiligen Laut. Das Ziel ist es, dass das Kind die jeweiligen Begriffe eines Arbeitsblattes als Wörter abspeichert, die mit dem jeweiligen Laut beginnen. Daher reicht es im Einzelfall völlig aus, wenn das Kind nur die erste Silbe dieser Wörter – oder auch nur den Anlaut – realisieren kann.

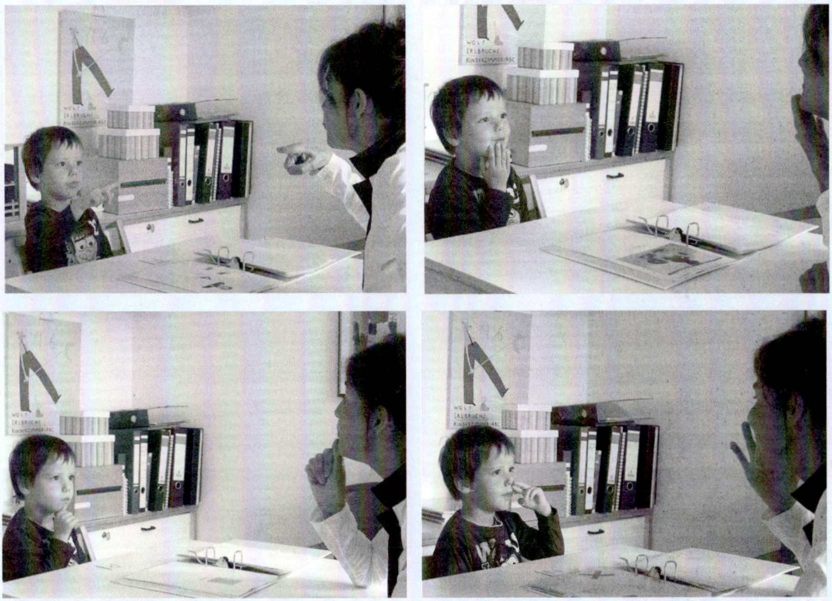

Abb. 8a–d: Phonembestimmtes Manualsystem nach VEDiT® für /f/, /m/, /b/ und /n/

Buchstabenkarten

Zusätzlich zu den Arbeitsblättern werden Kärtchen mit den Buchstaben erstellt, die zusammen mit dem Laut und dem jeweiligen PMS-Handzeichen zum Erlernen und Abspeichern der Buchstaben dienen. Sie werden daher auch als Übungsmaterial mit nach Hause gegeben. Die Buchstaben werden entweder auf quadratisch geschnittenes festes Papier (z. B. Karteikarten) oder auf Blanko-Memorykarten geschrieben. In der oberen linken Ecke wird durch einen kleinen Punkt kenntlich gemacht, wie herum die Karte auf den Tisch gelegt werden muss, um beispielsweise die Buchstaben „M“ und „W“ nicht zu verwechseln.

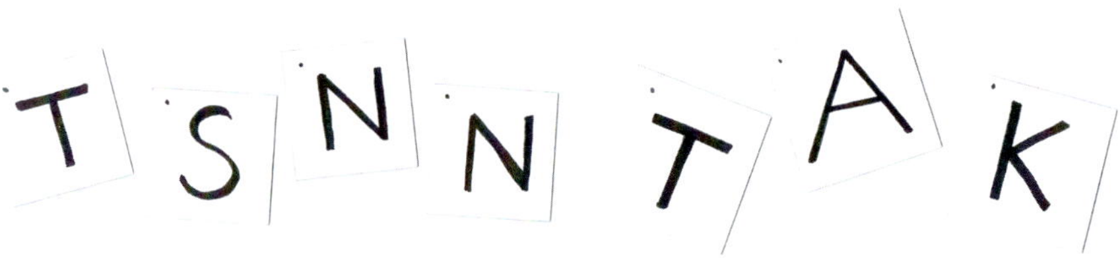

Abb. 9: VEDiT® Buchstabenkarten

Anhand dieser Kärtchen wird in der Therapie und zu Hause die Zuordnung der Laute zu den Buchstaben, den Handzeichen und den Wörtern geübt. Die Kärtchen werden verdeckt auf den Tisch gelegt – entweder in einer Reihe oder in Form eines Memoryspiels. Das Kind muss zu jedem aufgedeckten Buchstaben den Laut sprechen, das Handzeichen dazu bilden und ein Wort benennen, das mit dem Laut beginnt. Hat das Kind schon mehrere Buchstaben gelernt, so werden pro Tag für eine häusliche Übungssequenz immer nur zwei Laute ausgewählt.

2. VEDiT® Grundprinzip: Erarbeitung motorischer Programme

Für die Erarbeitung motorischer Programme ist generell ein intensives Übungskonzept mit zahlreichen Wiederholungen der Bewegungsabläufe notwendig.
Die Effektivität der Therapie nach VEDiT® hängt daher ganz entscheidend von der Häufigkeit der jeweiligen Sprechübungen ab. Innerhalb einer Therapiesequenz sollte eine maximale Wiederholungsrate der jeweiligen Zieläußerung (Laute, Silben, Wörter oder Sätze) erreicht werden. Darüber hinaus müssen die Therapieinhalte täglich zu Hause – oder alternativ in einer Fördereinrichtung – geübt werden.

3. VEDiT® Grundprinzip: Sukzessive Approximation

„Sukzessive Approximation“ klingt nach einem komplizierten Verfahren, ist jedoch genau das Gegenteil davon. Es handelt sich um ein therapeutisches Vorgehen, bei dem Wortformen zunächst vereinfacht werden. Auf diese Weise soll die Planung der Sprechbewegungen und deren Durchführung erleichtert werden.
Die Aussprache von Kindern mit einer Verbalen Entwicklungsdyspraxie ist oft völlig unverständlich. Nicht selten sprechen sie ein Wort derartig verändert aus, dass mit diesem Wortgebilde das zugrunde liegende Wort kaum in Verbindung gebracht werden kann.
Ziel der Strategie der sukzessiven Approximation ist es, mit dem Kind ein annähernd verständliches Vokabular zu erarbeiten. Um das zu erreichen, werden manche Wörter artikulatorisch vereinfacht angeboten. Die reduzierte Form eines Wortes sollte dem Zielwort so nah wie nur möglich kommen und mit zunehmender artikulatorischer Kompetenz

diesem sukzessiv, also immer weiter, angeglichen werden. Auch ein Absetzen innerhalb eines Wortes vor oder nach einem schwierigen Laut kann ein wichtiger Schritt zur Überwindung einer artikulatorischen Hürde sein.

Beispiele für sukzessive Approximation

„Mama“	→	‚mm-ah‘,mah‘,mah-ah‘,mam-ah‘,mah-mah‘,Mama’
„auf“	→	‚ah‘,au‘,au-ff‘,auf’
„noch einmal“	→	‚oh ah‘,no ah‘,noma‘,nomal’,nochmal’
„Petra“	→	‚p ah‘,pe ah‘,peta’,Petra’

4. VEDiT® Grundprinzip: Erarbeitung eines Kernvokabulars

Die Erarbeitung eines Kernvokabulars, die vierte Säule von VEDiT®, ist essentiell für den Aufbau der verbal-kommunikativen Kompetenz und hat daher einen sehr hohen Stellenwert in der Therapiearbeit mit Kindern mit einer Verbalen Entwicklungsdyspraxie. Von Therapiebeginn an sollte versucht werden Aussagen aufzubauen, mit denen das Kind kommunizieren kann.

Die **Motivation** des Kindes zur Mitarbeit steigt um ein Vielfaches, wenn es ihm erstmals gelingt, bedeutsame Wörter verständlich auszusprechen. **!**

Es sollte genau geprüft werden, welche Aussagen bzw. Bezeichnungen für das jeweilige Kind von Bedeutung sind. Äußerungen, mit denen etwas bewirkt werden kann, haben Priorität vor dem Benennen von Gegenständen oder Tieren. Sicher ist es auch wichtig, Dinge benennen zu können. Doch da die Erarbeitung des aktiven Wortschatzes bei Kindern mit VED zunächst ein so mühsames Unterfangen ist, müssen Prämissen gesetzt werden.

Die **Motivation** des Kindes zur Mitarbeit geht schnell verloren, wenn gleich mit der Anbahnung von Lauten, die das Kind noch nicht beherrscht, begonnen wird. **!**

Das erste Kriterium bei der Auswahl der zu erarbeitenden Aussagen ist die Frage nach der sprechmotorischen Umsetzbarkeit.

Wie schon erwähnt, werden anfangs nur die Laute, die das Kind produzieren kann, zum Wortschatzaufbau verwendet. Allerdings gibt es eine Ausnahme von dieser Regel: Verfügt das Kind nur über eine Vokalsprache, so werden zunächst die Handzeichen mit den Vokalen verknüpft und bedeutungstragende Lautierungen damit eingeübt. Damit erste Wörter erarbeitet werden können, sollte im nächsten Schritt versucht werden, Konsonanten anzubahnen, deren Bildung visuell über das Mundbild wahrgenommen werden kann (Laute /m/ und /b/).

Um Wörter realisieren zu können, deren Laute oder Lautverbindungen noch nicht vollumfänglich beherrscht werden, wird das Prinzip der sukzessiven Approximation angewandt.

Als zweites Auswahlkriterium dient die Frage nach dem kommunikativen Wert einer Äußerung für das jeweilige Kind. Bedeutsame Wörter sind beispielsweise der eigene Name, Namen von Bezugspersonen sowie für das Kind wichtige Gegenstände und Tätigkeiten.

Für ein Kind, das alle Vokale sowie den Laut /m/ beherrscht, könnte – nach dem Wort „Mama" – das Wort „mir" (ausgesprochen wie „mia") sehr nützlich sein, um beispielsweise seine Besitzansprüche zu Hause oder im Kindergarten geltend zu machen.
Nach dem Aufbau einzelner Wörter werden Zwei- und Mehrwortäußerungen eingeübt. Auch hier muss bei der Auswahl zunächst nach der sprechmotorischen Umsetzbarkeit gefragt werden. Erste Zweiwortäußerungen könnten sich folgendermaßen zusammensetzen:

MIT Mama	WO Mama	HALLO Mama	Mama DA
MIT Papa	WO Papa	HALLO Papa	Papa DA
MIT Oma	WO Oma	HALLO Oma	Oma DA
MIT Opa	WO Opa	HALLO Opa	Opa DA
MIT Auto	WO Auto	HALLO Mia	Puppe DA

Bei schon gestiegener artikulatorischer Kompetenz können wirkungsvolle Aussagen wie beispielsweise „Lass mich!", „Mein Auto!" oder „Schau mal!" erarbeitet werden.

Übungsblätter
Für die täglichen Übungen zu Hause werden Übungsblätter erstellt, auf denen die in der Therapie erarbeiteten Wörter oder Mehrwortäußerungen stehen. Die Laute, deren Umsetzung schwerfällt, werden farblich hervorgehoben. Die farbliche Markierung gilt als Hinweis, dass bei der Aussprache dieser Laute das Handzeichen des Phonembestimmten Manualsystems noch als Hilfe angezeigt werden muss.
Die auf den Übungsblättern und Wortkarten abgebildeten Symbole sind Metacom-Symbole von Annette Kitzinger (Kitzinger 2018).

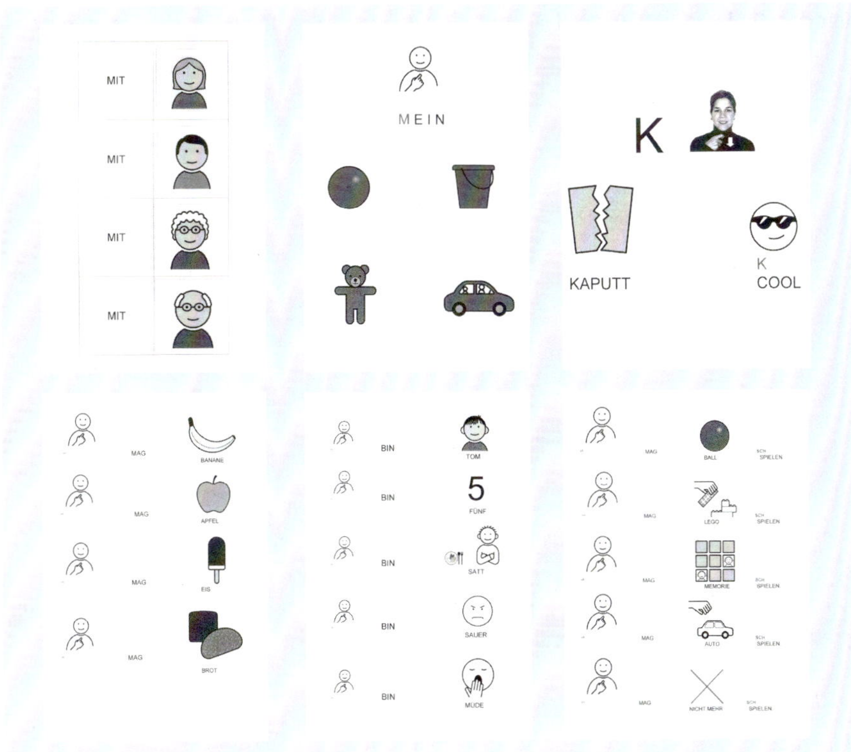

Abb. 10: Beispiel Übungsblätter 1–6

Wortkarten

Als Übungsmaterial bei Kindern, die sich gerade mühsam einen verständlichen Wortschatz aufbauen, kann auch das Erstellen einzelner Karteikarten (DIN A7) mit den Übungswörtern ein erster wichtiger Schritt sein, um den WORTSCHATZ (im wahrsten Sinne des Wortes!) sichtbar zu machen. Auf der Vorderseite der Karteikarte befindet sich ein Bild oder ein Symbol für das Wort. Auf der Rückseite steht das Wort in korrekter Schreibweise. Die lautgetreue Version wird durch einzelne Buchstaben über dem Wort kenntlich gemacht. Laute, die mit dem Handzeichen des PMS noch angezeigt werden müssen, werden farblich markiert.

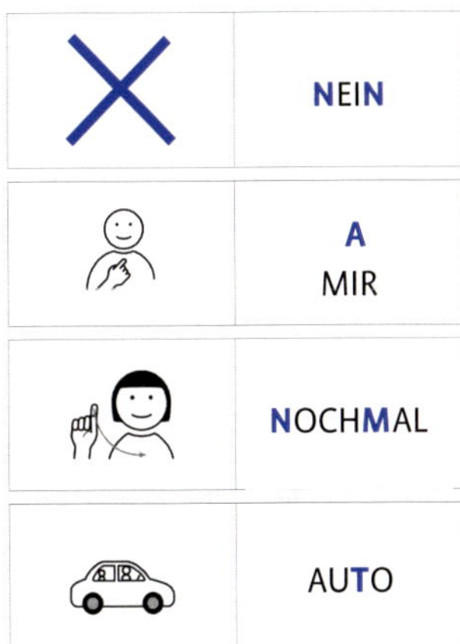

Abb. 11: Beispiel von Karteikarten

Mit zunehmender artikulatorischer Kompetenz des Kindes steigert sich der Aufbau verbaler Äußerungen zu Mehrwortäußerungen. Es werden Sätze, mit denen das Kind eigene Bedürfnisse mitteilen kann, und sogenannte Trägersätze erarbeitet. Von besonderer Bedeutung sind Mitteilungen eigener Bedürfnisse („Ich"-Sätze) und Äußerungen, die bei der Verständigung im Alltag von Nutzen sind.
Auch bei der Auswahl der Sätze ist das primäre Kriterium die sprechmotorische Umsetzbarkeit.

Beispiele für Trägersätze	Beispiele für Ich-Botschaften
„Wo ist ...?"	„Ich kann das alleine."
„Ich will ... ."	„Ich muss mal."
„Ich möchte bitte ... ."	„Ich muss auf(s) Klo."
„Ich mag ... ."	„Ich bin sauer!"
„Ich mag kein ... ."	„Ich bin fünf."
„Gib mir bitte ... ."	„Ich habe Hunger."
„... ist nicht da."	„Ich habe Durst."
„Ich habe ... ."	„Mir ist langweilig."
„Ich bin ... ."	„Ich bin fertig."

McGinnis Mod.

Mildred McGinnis, eine amerikanische Lehrerin für hörgeschädigte Kinder, ist die Urheberin der nach ihr benannten Assoziationsmethode, die sie in den 30er-Jahren des 20. Jahrhunderts zur Behandlung von Kindern mit „zentralorganischen Sprachentwicklungsstörungen" entwickelte.
Im Folgenden wird hier nur auf die von Renate Meir modifizierte Version der Assoziationsmethode nach McGinnis eingegangen, den Therapieansatz McGinnis Mod., der sich unter anderem auch für Kinder mit Verbaler Entwicklungsdyspraxie bewährt hat.
Wie der Name schon verrät, ist das grundlegende Element beider Methoden die Assoziation. Bei McGinnis Mod. werden zu den einzelnen Sprachlauten Symbole (Bildmaterial) für die Laute und Großbuchstaben angeboten. Die einzelnen Laute sollen mit dem jeweiligen Buchstaben und der entsprechenden Bildkarte verknüpft werden. Die Bildkarten enthalten emotional ansprechende Abbildungen von Tätigkeiten oder Gegenständen, die mit dem jeweiligen Laut assoziiert werden sollen.

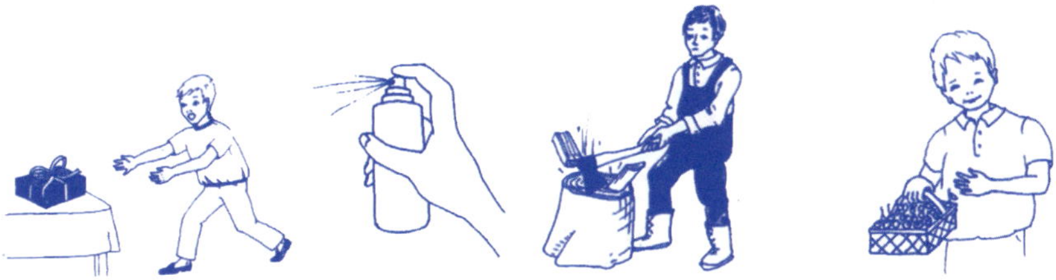

Bildkarte für A **Bildkarte für F** **Bildkarte für K** **Bildkarte für M**

Abb. 12: Bildkarten McGinnis Mod.

Die Methode geht in kleinen überschaubaren Schritten nach einem festen Muster vor. Um den Druck von außen auf die Kinder möglichst gering zu halten, werden häusliche Aufgaben anfänglich nicht mitgegeben. Die Eltern sollten aber – nach Absprache mit dem Kind – in den Stunden anwesend sein. Auf diese Weise sind sie bei der Vermittlung der Therapieinhalte direkt dabei und erfahren, wie der Therapeut das Kind beim Erlernen der Laute und Lautfolgen unterstützt. Die Kinder haben einen Ordner, den sie mit nach Hause nehmen und in dem die Therapieinhalte einer jeden Stunde abgeheftet werden. Zu einem späteren Zeitpunkt der Therapie kann es sinnvoll sein, „vertiefende Übungsspiele" als flankierende Maßnahme einzuführen und den Eltern diese Übungsmöglichkeiten für zu Hause zu erläutern.

Die Therapie sollte im Idealfall im Entwicklungsalter von 4 Jahren beginnen. Der frühzeitige Beginn soll verhindern, dass sich die Lautfehlbildungen zu lange einschleifen. Außerdem soll damit möglichst das Entstehen eines Störungsbewusstseins unterbunden werden, aus dem Verhaltensauffälligkeiten resultieren können.
Den Therapiestunden liegt bei McGinnis Mod. ein festes, in jeder Stunde wiederkehrendes Schema von 12 Lernschritten zugrunde. Von der ersten Therapiestunde an werden sinnvolle Wörter erarbeitet. Begonnen wird die Behandlung in der Regel mit der Bewusstmachung der Laute /A/ und /M/, die in der Verknüpfung (Synthese) die Lautfolge „AM" und somit das Zielwort „Arm" ergeben. Das Wort „Arm" wird in der deutschen Hochsprache und in den meisten deutschsprachigen Regionen ohnehin ohne die Realisierung des Lautes /r/ ausgesprochen. Am Ende der ersten Stunde soll das Kind somit für jeden verständlich das Wort „Arm" sagen und damit das Bild von einem Arm korrekt bezeichnen können.

Wenn es die Lernfortschritte des Kindes erlauben, wird in jeder Therapieeinheit ein neuer Laut eingeführt und mit einem bereits erlernten Laut zu einem sinntragenden Wort zusammengefügt. Grundlegend für das Vorgehen nach McGinnis Mod. sind Übungen zur auditiven, taktil-kinästhetischen und visuellen Unterscheidung von Lauten und der dazugehörigen Buchstaben.

Hervorzuheben ist, dass Rückmeldungen zu einer noch nicht korrekten Lautbildung von dem Therapeuten nie in der „Du-Form“ an das Kind gerichtet werden. Mit der Verwendung einer sogenannten Therapiesprache soll die Aufmerksamkeit des Kindes auf die zum Sprechen benötigten Körperteile gelenkt werden, beispielsweise durch einen Satz wie: „Ich weiß ja, dass du das sagen kannst, nur deinem Mund gelingt das noch nicht so gut“.

Für das therapeutische Vorgehen wurde ein Wortmaterial für den deutschen Sprachraum zusammengestellt, das den Weg in vier Phasen vom Leichten zum Schwierigen ermöglicht. Wann von einer leichteren Phase zur nächsthöheren gewechselt werden kann, wird individuell für jedes Kind entschieden.

Nach 13–18 Therapieeinheiten sind dem Kind 15 Laute auf diesem Weg bewusst gemacht worden und sinntragende Wörter, die aus ein bis zwei Lauten bestehen, erarbeitet worden (z. B.: ARM, MUH, UHR, OHR, KUH, TÜR, REH, SCHUH, ICH, DU, WO). Danach folgt über ca. 40 weitere Therapiestunden die Erarbeitung von Wörtern, die aus drei Lauten bestehen (z. B.: DACH, MAUS, BALL, AUTO, KAMM, BETT, TISCH, ROT, EINS, NEIN). Doppellaute wie „ei“ und „au“ gelten dabei als ein Laut. Nach individuellen Bedürfnissen werden in den folgenden Therapieeinheiten Wörter mit vier und fünf Lauten eingeübt (z. B.: HOSE, RABE, GANS, NEST, HAND, BRAUN, BLUME, GABEL, LAMPE).

In Einzelfällen wird die Therapie nach McGinnis Mod. durch eine „konventionelle Artikulationstherapie“ ersetzt (Meir 2007), wenn sich die Artikulation so gut stabilisiert hat, dass nur noch wenige Laute oder Lautverbindungen Probleme bereiten.

TAKTKIN®

TAKTKIN® von Beate Birner-Janusch ist die deutsche Version und Weiterentwicklung der PROMPT-Therapie nach der Amerikanerin Deborah Hayden. Der Begriff PROMPT, eine Abkürzung für **P**rompts for **R**estructuring **O**ral **M**uscular **P**honetic **T**argets, wurde im Deutschen auf den Begriff TAKTKIN® übertragen mit der Beschreibung: taktil-kinästhetische Hinweisreize zur Restrukturierung oraler muskulärer Zielfigurationen. Mit diesem Therapieansatz wird die Bildung sprechmotorischer Muster für Silben und Wörter durch eine taktil-kinästhetische Stimulation der Lippen, der Zunge, der Kieferposition und des Mundbodens unterstützt. Um Sprechbewegungen zu stimulieren, werden sprechmotorische

Parameter durch die taktilen Hinweisreize im Gesicht und/oder am Mundboden und gegebenenfalls am Zwerchfell des Kindes angezeigt. Zeitgleich spricht der Therapeut das Zielwort mit. Es soll somit eine enge Verknüpfung zwischen dem Fühlen und dem Hören geschaffen werden.

„Durch die direkte taktil-kinästhetische Intervention wird für den Patienten ein Zielbewegungsrahmen festgelegt, den der Patient anstreben und erreichen soll." (Lauer, Birner-Janusch 2007, S. 119).

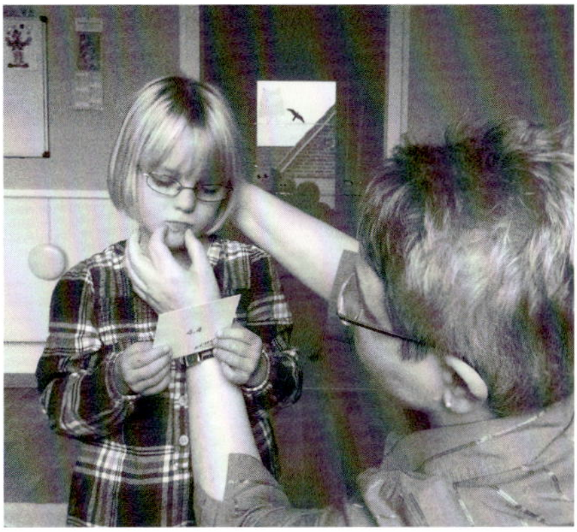

Abb. 13: Hinweisreizsetzung mit TAKTKIN® bei einem fünfjährigen Kind

Der Therapeut erstellt den Therapieplan anhand eines wissenschaftlich fundierten Modells (= sprechmotorische Behandlungshierarchie). Auf der ersten und zweiten Ebene des Modells findet eine Untersuchung und Behandlung der Muskelspannung des gesamten Körpers und des Mundbereichs statt. Die stimmlichen Leistungen und die Aktivität des weichen Gaumens (Gaumensegel) sowie grundlegende rhythmische Fähigkeiten zur Betonung werden auf der zweiten Behandlungsebene beobachtet und behandelt. Die dritte Ebene der sprechmotorischen Behandlungshierarchie befasst sich mit den Öffnungs- und Verschlussbewegungen des Unterkiefers. Auf der vierten Ebene, auch horizontale Bewegungsebene genannt, beobachtet man seitliche Bewegungen – wie Breitziehen und Runden der Lippenmuskulatur und die Verschlusstätigkeit der Lippen. Im nächsten Schritt wird die Zunge als unabhängiges, flexibles Artikulationsorgan in den Mittelpunkt der therapeutischen Untersuchung und Behandlung gestellt. Auf der sechsten Ebene liegt der Fokus auf der Berücksichtigung räumlicher und zeitlich-sequentieller Aspekte von Sprechbewegungen (z. B. bei Konsonantenverbindungen). Auf der siebten und letzten Stufe kommen noch Aspekte der Sprechmelodie und Betonung bei Phrasen und Sätzen hinzu.

In Abhängigkeit von der sprechmotorischen Leistung des Kindes wird das therapeutische Vorgehen bestimmt:

- Bei Kindern, denen es noch gar nicht gelingt, einzelne Laute willkürlich zu produzieren, werden grundlegende Sprechbewegungsmuster zur gezielten Stimmgebung und Vokale als wichtigster Bestandteil jeder Silbe aufgebaut.
- Wenn Kinder schon einige oder alle Laute als Einzellaute produzieren können, aber es ihnen noch nicht gelingt, Silben zu bilden, werden Wörter mit einfachen Silbenstrukturen (z. B. „Biene") verwendet, um die Reihenfolge der sprechmotorischen Be-

wegungsmuster einzuüben. Ein Mitsprechen des Kindes wird noch nicht eingefordert (= Input Stimulation). Das Ziel auf dieser Stufe der Therapie ist es, dass das Kind einen inneren Bewegungsplan für eine Sprechbewegungsabfolge wie für ein (minimales) Wort entwickelt und anstrengungs- und erwartungsfrei sprechmotorische Muster kennenlernen kann.

- Im nächsten Schritt wird das Kind aufgefordert, zeitgleich zu den Hinweisreizen und dem Sprechen des Therapeuten mitzusprechen. Das entlastet die Anstrengung des Kindes beim Sprechen. Die zu sprechende Lautfolge bzw. das Wort sollte vom Kind bewältigt werden können und orientiert sich an seinem Entwicklungsstand. Bei nicht korrekt ausgeführten Sprechbewegungen kann der Therapeut direkt mithilfe der Hinweisreize unterstützend eingreifen. Zur Einübung und automatischen Beherrschung sprechmotorischer Muster sind häufige Wiederholungen essentiell.

Da zu einer erfolgreichen Stimulation viele Kenntnisse der Anatomie, der Sprechwissenschaft und der motorischen Fertigkeiten erforderlich sind, ist es Voraussetzung, eine Ausbildung in dieser Methode absolviert zu haben, um damit zum Wohle des Kindes arbeiten zu können. Sonst können sich fehlerhafte Stimulationen einprägen, was es für das betroffene Kind doppelt schwer machen würde.

Diese Methode wird auch für Kinder mit anderen Störungsbildern empfohlen, z. B. für anhaltende Lautfehlbildungen bei phonetischen oder phonologischen Störungen sowie für sprechmotorische Probleme bei Kindern mit sensomotorischen Problemen, Hörstörung, Zerebralparese, Down-Syndrom, ADS, ADHS und Autismus-Spektrum-Störung.

KoArt®

KoArt® nach Ulrike Becker-Redding ist ein Therapieprogramm für Kinder mit Verbaler Entwicklungsdyspraxie, das aus acht Stufen besteht. Je nach dem Lerntyp des Kindes werden unterschiedliche Hilfestellungen angeboten, die dem Aufbau sprechmotorischer Bewegungen dienen (Stahn 2010).

Prinzipien

Der Therapie nach KoArt® liegen bestimmte Prinzipien zugrunde. So sollten alle Sprechbewegungen, auch solche, die das Kind beherrscht, so lange eingeübt werden, bis sie automatisiert sind. Dafür wird die für das Kind optimale Hilfestellung herausgefunden und therapeutisch umgesetzt. Die Hilfestellungen werden in kleinen Schritten abgebaut. Das Kind erhält konstantes Feedback bezüglich der Qualität der Ausführung von Sprechbewegungen. Es wird direkt und wiederholend geübt. Das Vorgehen ist kleinschrittig und kriterienorientiert. Die Vorgehensweise wird von einem langsamen Tempo bestimmt. Qualität steht vor Quantität bei der Therapiearbeit, die durch tägliches Üben, besonders zu Therapiebeginn, unterstützt wird.

Stufenaufbau

Jeder erarbeitete Laut wird auf jeder Stufe in einem erweiterten Kontext mit einem oder mehreren Lauten geübt. Die einzelnen Laute werden zu versetzten Zeitpunkten in das Programm aufgenommen und auf den einzelnen Stufen mit vorhandenen Lauten kombiniert. Die Stufen 1–5 bilden den Hauptübungsteil von KoArt®. Die Ausprägung der Verbalen Entwicklungsdyspraxie sowie die Fortschritte in der Therapie bestimmen den Einsatz der in der Folge dargestellten Stufen.

- **Stufe 1:** Die Laute werden zunächst als Einzellaute erarbeitet. Es werden zwei Laute ausgewählt, die das Kind bereits beherrscht und für die es eine gute Wahrnehmung hat. Diese Laute sollten in der Art, wie sie gebildet werden, weit auseinander liegen, wie beispielsweise /m/ und /k/. Zur nächsten Therapiestufe wird erst übergegangen, wenn eine gute Lautbildungsqualität auf Einzellautebene erreicht worden ist.
- **Stufe 2:** Auf dieser Ebene werden einzelne Laute unter Einsatz multisensorischer Reize (z. B. Buchstaben aus Sandpapier) trainiert. Das Therapieziel liegt in der spontan korrekten Lautbildung bei Vorlage des jeweiligen Buchstabens.
- **Stufe 3:** Auf dieser Ebene werden Konsonantenabfolgen von zwei Konsonanten geübt. Die Auswahl der Konsonanten richtet sich nach dem Bildungskontrast zwischen den zwei Lauten, der zunächst möglichst groß sein sollte. Im Verlauf der gesamten Therapie soll jeder Laut mit mindestens drei anderen Lauten in einer Reihenfolge gebildet werden. Jede Lautkombination wird wiederholt auf ein separates Blatt Papier geschrieben. Das Kind soll die Laute in der aufgeschriebenen Reihenfolge „lesen“: Ziel ist die vollkommen korrekte Artikulation der Lautreihen.
- **Stufe 4:** Auf dieser Stufe werden Vokale eingeführt und zusammen mit den bereits erlernten Konsonanten auf Silbenebene artikuliert.
- **Stufe 5:** Hier steht die Variation der Abfolgen von Konsonanten und Vokalen im Vordergrund.
- **Stufe 6:** Dies ist eine mögliche Zwischenstufe bei schwerem Ausprägungsgrad der Verbalen Entwicklungsdyspraxie, auf der noch weitere Lautkombinationen geübt werden, wie Vokal-Konsonant-Silben, Vokal-Konsonant-Vokal-Silben und Konsonant-Vokal-Konsonant-Vokal-Silben, wobei zwei verschiedene Konsonanten einbezogen werden. Die Silben sind meist sinnfrei. Es können aber kontextbedingt auch kurze Wörter entstehen.

- **Stufe 7:** Auf dieser Stufe werden schließlich Phrasen und Mehrwortäußerungen geübt, die möglichst häufig im deutschen Sprachgebrauch vorkommen. Begleitend dazu kann auch das Einüben bestimmter grammatischer Strukturen erfolgen.
- **Stufe 8:** Diese letzte Therapieebene dient als Reflexion aller erarbeiteten, korrekt ausgeführten artikulatorischen Muster der vorherigen Ebenen. Noch fehlende Laute bzw. Lautkombinationen (z. B. Umlaute und fehlerhafte Konsonantenverbindungen) werden hier erarbeitet.

Laut Becker-Redding vergehen in der Regel zwei Jahre, bis die Artikulation aller Laute auf Stufe 7 möglich ist. Diese Zeitangabe ist jedoch abhängig von der Ausprägung der Verbalen Entwicklungsdyspraxie, sodass ein Kind mehr oder auch weniger Zeit brauchen kann. Das Kind sollte dann längere Mehrwortäußerungen sprechen können und spontansprachlich auch für Außenstehende weitgehend verständlich sein.

TOLGS®

TOLGS® bei VED nach Isolde Wurzer (Wurzer 2018) ist ein Therapiekonzept, das Lautgesten als zentrale Lernhelfer verwendet. Jeder Laut wird von einem individuellen Lautgestenkind repräsentiert und in einem kindgerechten Rahmen eingebettet. Ziel ist es, mithilfe der Lautgesten Kindern eine multisensorielle Hilfestellung zu bieten, wodurch sie Therapieinhalte schneller und tiefer abspeichern und wieder abrufen können.
Das Konzept ist in sieben Lernstufen aufgeteilt. Über den Aufbau vom Laut zur Silbe gelangt man über das Wort zum Satz und schließlich zur Kommunikationsebene.
Vor dem eigentlichen Sprachaufbau erfolgen spezielle mundmotorische Übungen für Lippen und Zunge, wodurch das Kind bereits grundlegende Erfahrungen für die Lautbildung macht.

Die sieben Lernstufen des TOLGS®-Systems dienen als Orientierungshilfe und können auch innerhalb einer Therapieeinheit flexibel miteinander kombiniert werden.

- **Lernstufe 1:** Auf dieser Stufe werden Einzellaute mit Lautgesten eintrainiert. Zunächst werden Laute, über die das Kind bereits verfügt, mit Lautgesten assoziiert. Anschließend werden entsprechend den sprechmotorischen Möglichkeiten des Kindes Laute angebahnt und in Lautreihen stabilisiert.
- **Lernstufe 2:** Auf der zweiten Lernstufe werden Silben aus den Einzellauten aufgebaut, Konsonant-Vokal- oder Vokal-Konsonant-Verbindungen. Den Lernprozess der Synthese begleiten visuell die Fahrzeug-Spielfelder „Autos" und „Bus". Die Autos symbolisieren zwei Einzellaute in einer Reihe und der Bus symbolisiert eine Silbe.

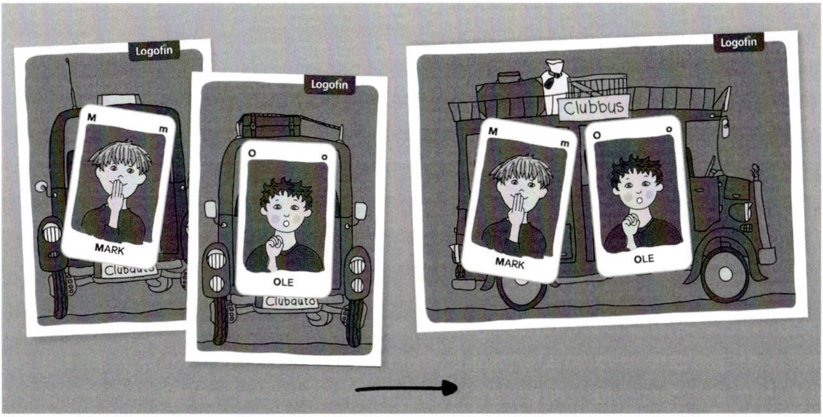

Abb. 14: Expressive Übung: Verbindung von zwei Lauten zu einer Silbe

- **Lernstufe 3:** Das Silbentraining wird ausgebaut, indem bei einem gleichbleibenden Konsonanten der darauffolgende Vokal variiert wird. Floskeln und kleine Funktionswörter werden erarbeitet.
- **Lernstufe 4:** Auf dieser Stufe werden Silbensequenzen im Kontrast geübt. Insbesondere geht es jetzt um den systematischen Wortaufbau. Er orientiert sich an den Silbenstrukturen der Wörter mit aufsteigendem Schwierigkeitsgrad sowie den sprechmotorischen Möglichkeiten und dem Interesse des Kindes. Mit den erarbeiteten „Bauelementen" Laute und Silben werden mithilfe der Lautgesten Wörter aufgebaut, wobei von Anfang an die korrekte Artikulation eingefordert wird. Hat das Kind gelernt, die Wörter artikulatorisch sicher zu produzieren, werden sie mit Artikeln verbunden und in einfachen Standardsätzen weiter gefestigt, wobei die Wörter des Satzes mit Wortartenkarten unterstützt werden.
- **Lernstufe 5:** Nun werden schwierige Wörter mit Konsonantenfolgen aufgebaut sowie die Äußerungslänge auf Wort- und Satzebene erweitert. Ebenso geht es um die Korrektur syntaktischer und morphologischer Fehler.
- **Lernstufe 6:** Ziel dieser Stufe ist es, Konsonantenverbindungen zu erarbeiten. Auf Satzebene werden Geschichten erzählt, wobei Lautgesten – sporadisch – als Unterstützung dienen.
- **Lernstufe 7:** Auf der obersten Lernstufe werden spielerisch Übungen mit komplexen Silbenstrukturen durchgeführt. Das Kind perfektioniert seine artikulatorische Kompetenz in Nacherzählungen, Erlebnisschilderungen und Dialogen.

Das TOLGS®-Therapiekonzept integriert alle am Sprachlernprozess des Kindes beteiligten Personen und Lernumgebungen, indem die Lernumfelder zu Hause, in der Kita bzw. der Schule und in der Logopädietherapie miteinander verbunden werden.

Therapie nach dem niederländischen Dyspraxieprogramm

Das Londoner „Nuffield Dyspraxia Programme“ (Schulte-Mäter 2013) bildet die Vorlage zu diesem Dyspraxieprogramm für Kinder mit Verbaler Entwicklungsdyspraxie, das in den Niederlanden entwickelt wurde und von Aila Makdissi für deutschsprachige Kinder übersetzt und angepasst wurde (Makdissi 2018).
Das Programm besteht aus elf Ebenen, auf denen zum Teil auch zeitgleich gearbeitet wird.

Ebene 0: Zunächst findet für Kinder mit orofazialen Schwächen ein Mundmotorik- und Sensibilitätstraining statt.
Ebene 1: Auf dieser Ebene werden alle Vokale und Konsonanten sowie Umlaute und Diphthonge isoliert eingeübt. Anhand von Bildkarten mit Lautsymbolen und den entsprechenden Graphemen werden die Einzellaute hochfrequent wiederholt, wobei zunächst nur die Laute verwendet werden, die das Kind bilden kann.
Ebene 2–4: Mit der Ebene 2 wird erst begonnen, wenn mindestens vier Sprachlaute beherrscht werden. Gleichzeitig werden neue Laute auf Ebene 1 hinzugelernt. Auf den Ebenen 2–4 werden isoliert Vokale und Konsonanten in regelmäßigem und unregelmäßigem Wechsel geübt. Zunächst sollte der phonologische Kontrast zwischen den einzuübenden Sprachlauten möglichst groß sein und mit der Zeit immer geringer werden.

Übungsbeispiel Ebene 3:

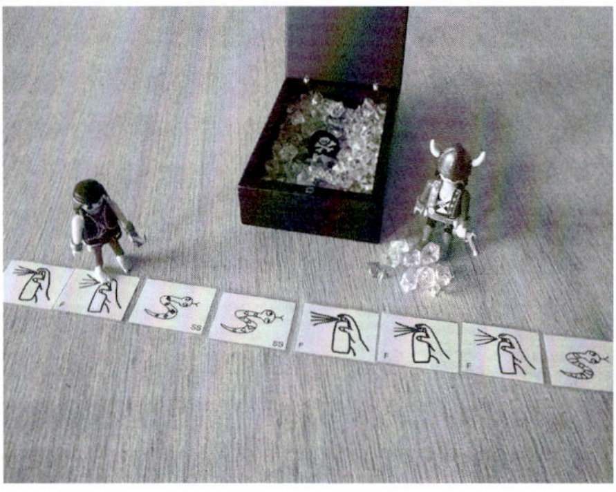

In der Abbildung werden die Laute /f/ und /s/ in unregelmäßiger Reihenfolge trainiert. Dabei führen das Kind und der Therapeut ihre Spielfiguren eine sogenannte „Lesestraße“ entlang, an deren Ende es einen Edelstein als Belohnung gibt.

Abb. 15: Ebene 3: /f/ und /s/ in unregelmäßigem Wechsel

Ebene 5: Konsonanten und Vokale, die auf den vorherigen Ebenen trainiert wurden, werden jetzt in Lautreihen geübt (z. B. M-A-M-A-M-A). Für ältere Kinder können anstatt der Lautkarten die „Lesestraßen" auch mit Buchstaben (z. B. aus Holz) gelegt werden. Um das Ziel, eine kontrollierte, flüssige und genaue Ausführung der Artikulationsbewegungen, zu erreichen, werden diese Übungen häufig und mit Variationen wiederholt.
Ebene 6: Auf dieser Ebene wird die Lautsynthese anhand von Einsilbern (KV und VK) erarbeitet.
Ebenen 7–9: Mehrsilber mit wechselnder Lautstruktur und Konsonantenverbindungen werden auf diesen Ebenen – unter anderem auch mit Minimalpaarübungen – trainiert.
Ebene 10: Diese Ebene beinhaltet die Festigung der Artikulationsmuster in Wortgruppen/Phrasen und auf Satzebene und dient letztendlich dem Transfer in die Spontansprache.
Das Dyspraxieprogramm soll dem Kind die Möglichkeit bieten, durch kleinschrittiges Vorgehen und hochfrequentes Üben von Artikulationsbewegungen seine koartikulatorischen Fähigkeiten zu trainieren und qualitativ korrekte sprechmotorische Bewegungsmuster aufzubauen und abzuspeichern. Das Therapiematerial sollte einen hohen Aufforderungscharakter mit „Spaßfaktor" haben, damit die Kinder trotz langer Therapiedauer motiviert mitarbeiten.

Unterstützte Kommunikation

Der Begriff „Unterstützte Kommunikation" beinhaltet eine Vielzahl alternativer Kommunikationsmittel, wie beispielsweise den Einsatz von elektronischen Hilfsmitteln (sogenannte Sprachausgabegeräte oder „Talker") oder die Einführung von Bild- und Symbolkarten, Kommunikationsmappen oder -tafeln. Eine ausführliche Beschreibung der diversen Behandlungsmöglichkeiten über die Unterstützte Kommunikation würde den Rahmen dieses Ratgebers sprengen. Eine diesbezüglich umfassende Beratung, die auf die individuellen Bedürfnisse des einzelnen Kindes eingeht, wird von den Beratungsstellen zur Unterstützten Kommunikation, die es in vielen Städten gibt, angeboten. Zur weitergehenden Literatur sei auf den Ratgeber „Unterstützte Kommunikation" (Otto, Wimmer 2013) und „Unterstützte Kommunikation in der Sprachtherapie" (Kaiser-Mantel 2012) verwiesen.
Für Kinder mit einer hochgradigen VED, die – trotz adäquater Therapiemaßnahmen – keine oder eine nur sehr unverständliche Lautsprache entwickeln, kann die Unterstützte Kommunikation (UK) zunächst die einzige Möglichkeit darstellen, mit ihrer Umwelt zu kommunizieren. Besonders bei Kindern, die zusätzlich von einer geistigen Behinderung betroffen sind, kann in Einzelfällen die UK das Kommunikationsmittel der Wahl sein. Wenn möglich sollte jedoch parallel zu dieser Methode weiterhin versucht werden, lautsprachliche Äußerungen zu fördern.

Bei Kindern mit einer Verbalen Entwicklungsdyspraxie, deren Begabungsprofil weitgehend altersgerecht ist oder im Rahmen einer leichten Lernbehinderung liegt, ist in aller Regel davon auszugehen, dass der Einsatz von Unterstützter Kommunikation – wenn überhaupt – nur über einen begrenzten Zeitraum notwendig ist.

Therapiepausen

Die um die Sprachentwicklung besorgten Eltern haben häufig die Befürchtung, dass Therapiepausen in der Sprachtherapie dem Vorankommen des Kindes schaden würden. Sie vermuten, dass in einer solchen Pause die Sprachentwicklung stagniert oder gar das bereits Erlernte wieder verloren geht.
Nach aller Erfahrung sind diese Sorgen jedoch unbegründet. Im Gegenteil passiert in Therapiepausen nicht selten sehr viel Positives in der Sprachentwicklung. Bildhaft gesprochen könnte man sagen, dass in der therapiefreien Zeit „die Saat aufgeht". So berichten die meisten Eltern nach einer Therapiepause von erstaunlichen Fortschritten, die sie in der Zeit beobachten konnten.
Die Therapiepausen betragen in der Regel drei Monate. Im Einzelfall kann es jedoch auch sinnvoll sein, eine längere oder aber auch kürzere Pause einzulegen.
Für die Motivation des Kindes ist es von erheblicher Bedeutung, wenn es sich auch einmal „auf seinen Lorbeeren ausruhen" darf. Daher sollte man es auf keinen Fall versäumen, dem Kind zu erklären, dass es sich die Pause durch seine tolle Mitarbeit hoch verdient hat.
Bei Eintritt in die Schule oder den Kindergarten oder bei einem Schul- bzw. Kindergartenwechsel ist auf jeden Fall eine Therapiepause ratsam, damit das Kind seine gesamte Energie erst einmal für das Eingewöhnen in das neue soziale Umfeld und die neuen Aufgaben zur Verfügung hat.

Therapie möglicher Begleitsymptome

Entwicklungsdyspraxie

Wie bereits in dem Kapitel „Mögliche Begleitsymptome" beschrieben, haben manche Kinder mit einer VED auch eine Entwicklungsdyspraxie der Gliedmaßen und somit Probleme mit der grob- und/oder feinmotorischen Geschicklichkeit. Sollten in dieser Hinsicht Auffälligkeiten bestehen, ist auf jeden Fall eine Vorstellung bei einem Kinderarzt oder Kinderneurologen sinnvoll, um abzuklären, ob eine physio- oder ergotherapeutische Behandlung die motorische Entwicklung des Kindes fördern könnte.

Orale Dyspraxie

Liegt eine orale Dyspraxie vor (vgl. Kapitel „Mögliche Begleitsymptome"), so ist es wichtig, das Kind sukzessiv auch an härtere Nahrungssubstanzen heranzuführen und so das Kauen zu fördern. Auch die Einhaltung des Mundschlusses beim Kauvorgang und bei stillen Beschäftigungen sollte unbedingt angestrebt werden. Durch geschlossene Lippen herrscht im Mundraum ein wesentlich ausgeglicheneres Kräfteverhältnis als bei geöffnetem Mund. Besonders der für den Schluckvorgang benötigte Druckaufbau wird durch eine physiologische Muskelspannung bei geschlossenem Mund unterstützt.

Wie bereits in dem Kapitel „Helfen mundmotorische Übungen?" ausgeführt, ist die Durchführung isolierter mundmotorischer Übungen bei Vorliegen einer oralen Dyspraxie nicht indiziert. Es gibt viele Kinder mit einer Verbalen Entwicklungsdyspraxie, die die Sprechstörung schon weitgehend überwunden haben, aber immer noch nicht gut in der Lage sind, willkürliche mundmotorische Bewegungen durchzuführen (z. B. gezieltes Lippenablecken, die Zunge zur Nase oder zum Kinn strecken, die Lippen spitzen und wieder breit ziehen). Und wozu auch? Die unwillkürlichen mundmotorischen Bewegungen, die sie für das Essen und Trinken brauchen, gelingen mühelos und die Sprechbewegungen – meistens – ebenso.

Prognose

Eine prognostische Einschätzung lässt sich jedoch nur unter großen Vorbehalten erstellen, da sich jedes Kind anders entwickelt und die Störung in jedem Einzelfall eine unterschiedliche Ausprägung aufweist.

Es ist jedoch davon auszugehen, dass bei Kindern, die kognitiv altersentsprechend begabt sind, eine nahezu fehlerfreie Aussprache erreicht werden kann. Voraussetzung ist allerdings, dass sie sprachtherapeutisch mit konsequenter Ausrichtung auf die speziellen Belange der Verbalen Entwicklungsdyspraxie betreut werden.
Bei größeren Kindern, Jugendlichen und Erwachsenen, die die VED weitgehend überwunden haben, kann es immer wieder bei erhöhter Anforderung an das Sprachsystem zu verbalen Zusammenbrüchen, beispielsweise in Form von Verhaspeln, kommen. Auch wenn es sich für den Zuhörer gelegentlich so anhört, als würden dem Sprecher gerade die geeigneten Worte nicht einfallen, handelt es um ein Relikt der VED und nicht um eine eigenständige Wortfindungsstörung.

Als Restsymptomatik bleibt in einigen Fällen die Tendenz zu undeutlicher Aussprache bei Aussagen mit komplexerem Inhalt.

Bei Kindern mit Intelligenzminderung im Rahmen einer geistigen Behinderung und ausgeprägter VED ist oftmals – trotz jahrelanger adäquater logopädischer Therapie – keine fehlerfreie Sprechproduktion zu erreichen. Häufig bleibt bei diesen Menschen die Sprechweise auffällig und verlangsamt. Aber auch wenn die Aussprache und die Grammatik dieser Kinder bzw. Jugendlichen nicht fehlerfrei sind, können sich die meisten dennoch lautsprachlich gut verständlich machen.

Wie bei allen Kindern mit einer Sprachentwicklungsstörung ist auch bei Kindern mit einer VED das Risiko, eine Lese- und Rechtschreiberwerbsstörung zu entwickeln, relativ hoch. Typischerweise schreiben sie Wörter auf unterschiedliche Art falsch und machen bei einem Diktat gegen Ende zunehmend mehr Fehler. Häufig ist das Geschriebene für den Leser kaum zu entziffern. Es ist daher sehr empfehlenswert, schon Vorschulkinder auf den Schriftspracherwerb vorzubereiten und sie auch in den ersten Schuljahren sprachtherapeutisch zu unterstützen. Ab der dritten Schulklasse kann eine Legasthenie von Fachleuten diagnostiziert oder ausgeschlossen werden. Sollte sich die Diagnose bewahrheiten, so sollte eine Therapie von speziell dafür ausgebildeten Sprachtherapeuten oder Lerntherapeuten durchgeführt werden.

Schlusswort

Aus der Sicht des Therapeuten

Für den Sprachtherapeuten ist die Therapiearbeit mit Kindern mit einer Verbalen Entwicklungsdyspraxie meist eine große Herausforderung. Aber diesen Kindern dabei helfen zu können, sich verbal-sprachlich verständlich auszudrücken, ist zweifelsohne eine sehr beglückende und erfüllende Aufgabe.

Dank

Auf den Weg, die Verbale Entwicklungsdyspraxie zu erforschen, schickte mich ein Dozent des Lehrstuhls für Sprachbehindertenpädagogik der Ludwig-Maximilian-Universität München, Dr. Friedrich Michael Dannenbauer. Ihm und meiner Doktormutter, Professor Anni Kotten-Sederqvist, habe ich meinen Enthusiasmus für das intensive Studium dieses Störungsbildes zu verdanken.

Bei meinen Forschungen über die Besonderheiten und Behandlungsmöglichkeiten einer Verbalen Entwicklungsdyspraxie war es vor allem Penelope K. Hall, die Direktorin der Speech and Hearing Clinic der Universität Iowa, USA, die mich Wesentliches über diese schwere Sprachstörung lehrte und der ich dafür sehr dankbar bin.

Letztendlich waren es jedoch Finn (vgl. „Einführung – In meinem Mund ist ein Knoten“) und die vielen anderen Kinder mit einer Verbalen Entwicklungsdyspraxie, die sich als meine eigentlichen Lehrmeister herausstellten. Erst sie haben mir die authentischen Erkenntnisse über die Eigenart dieser Sprechstörung und ihre Therapiemöglichkeiten gelehrt. Ihnen und ihren Eltern gilt daher an dieser Stelle mein ganz besonderer Dank, denn ohne sie wäre es mir auch nie möglich gewesen, diesen Ratgeber in der vorliegenden Form zu verfassen.

| Literatur

Ayres, A.J., Zoe K.M., Wendler, C.L.W. (1987): Developmental dyspraxia: Is it a unitary function? In: The Occupational Therapy Journal of Research, 7(2), 93–110

Darley, F.L., Aronson, A.E., Brown, J.R. (1975): Motor Speech Disorders. Philadelphia: W.P. Saunders

Berndt, C. (2012): „Wenn die Worte fehlen". Süddeutsche Zeitung, 22.02.2012, 16

Fox-Boyer, A., Groos, I., Schauß-Golecki, K. (2015): Kindliche Aussprachestörungen. Ein Ratgeber für Eltern, Erzieher, Therapeuten und Ärzte. 3., überarb. Aufl., Idstein: Schulz-Kirchner

Fox-Boyer, A., Schulte-Mäter, A. (2020): Zwei seltene distinkte Störungsbilder: Verbale Entwicklungsdyspraxie und Inkonsequente Phonologische Störung. In: Forum Logopädie 34, 4, 16–23

Geißler, M., Lauer, N. (2015): Sprechapraxie. Ein Ratgeber für Betroffene und Angehörige. 3., vollst. überarb. Aufl., Idstein: Schulz-Kirchner

Grimm, H. (2003): Störungen der Sprachentwicklung. Göttingen, Bern, Toronto, Seattle: Hogrefe

Hall, P.K., Jordan, L.S., Robin, D.A. (2007): Developmental Apraxia of Speech: Theory and Clinical Practice. Second Edition. Austin, Texas: PRO-ED

Kaiser-Mantel, H. (2012): Unterstützte Kommunikation in der Sprachtherapie. Bausteine für die Arbeit mit Kindern und Jugendlichen. München: Ernst Reinhardt

Kitzinger, A. (2018): Metacom Symbolsystem zur Unterstützten Kommunikation, Version 8, CD-Rom, www.metacom-symbole.de

Lauer, N., Birner-Janusch, B. (2007): Sprechapraxie im Kindes- und Erwachsenenalter. Stuttgart: Thieme

Makdissi, A. (2018): Therapie nach dem niederländischen Dyspraxieprogramm für Kinder mit verbaler Entwicklungsdyspraxie. In: Sprachförderung und Sprachtherapie in Schule und Praxis. 2/18, 98–100. Dortmund: Verlag Modernes Lernen

Meir, R. (2007): McGinnis Mod. nach Renate Meir. 4. Aufl., unveröffentl. Handbuch zur Modifikation der Assoziationsmethode nach M. McGinnis

Otto, K., Wimmer, B. (2013): Unterstützte Kommunikation. Ein Ratgeber für Eltern, Angehörige sowie Therapeuten und Pädagogen. 4., überarb. Aufl., Idstein: Schulz-Kirchner

Schlesinger, C., Mühlhaus, M. (2013): Late Talker – Späte Sprecher. Wenn zweijährige Kinder noch nicht sprechen. Ein Ratgeber für Eltern sowie Sprachtherapeuten, Ärzte und Erzieher. 2., überarb. Aufl., Idstein: Schulz-Kirchner

Schölderle, T., Haas, E. (2020): Interview mit Dr. Anne Schulte-Mäter. Verbale Entwicklungsdyspraxie vs. kindliche Sprechapraxie. Sprache-Stimme-Gehör 44(4), 205–206

Schölderle, T., Haas, E., Ziegler, W. (2020): Dysarthrien bei Kindern. Ein Ratgeber für Angehörige Betroffene und Fachleute. Idstein: Schulz-Kirchner

Schulte-Mäter, A. (2009): Verbale Entwicklungsdyspraxie. In: Grohnfeldt, M. (Hrsg.): Lehrbuch der Sprachheilpädagogik und Logopädie. Bd. 2, 3. Aufl., Erscheinungsformen und Störungsbilder. Stuttgart: Kohlhammer, 254–261

Schulte-Mäter, A. (2013): Therapieansätze zur Behandlung der Verbalen Entwicklungsdyspraxie. In: Fox A. (Hrsg.): Handbuch Spracherwerb und Sprachentwicklungsstörungen: Kindergartenphase. 145–155. München: Urban & Fischer

Schulte-Mäter, A. (2017): Verbale Entwicklungsdyspraxie. In: Siegmüller, J., Bartels, H. (Hrsg.): Leitfaden Sprache Sprechen Stimme Schlucken. 5. Aufl., 138–142. München: Urban & Fischer

Schulte-Mäter, A. (2018): VEDiT® (VED-Intensivtherapie Anne Schulte-Mäter). In: Sprachförderung und Sprachtherapie in Schule und Praxis. 2/18, 63–70. Dortmund: Verlag Modernes Lernen

Schulte-Mäter, A. (2019): VEDiT®: Therapie bei Verbaler Entwicklungsdyspraxie und anderen schweren Störungen der Artikulation mit Arbeitsblättern und Testvorlagen für Therapie und Diagnostik. 8., überarb. Aufl., unveröffentl. Handbuch

Stahn, C. A. (2010): KoArt – ein Ansatz zur Therapie der Verbalen Entwicklungsdyspraxie und sprechmotorisch begründeter Aussprachestörungen. Eine Zusammenfassung des Vortrages von Ulrike Becker-Redding. In: Wahl, M., Stahn, C., Hanne, S., Fritzsche, T. (Hrsg.): Spektrum Patholinguistik (Bd 3). Potsdam: Universitätsverlag 45–58

Suchodoletz, W. v. (Hrsg.) (2007): Prävention von Entwicklungsstörungen. Göttingen: Hogrefe

Vargha-Khadem, F. et al. (1998): Neural basis of an inherited speech and language disorder. Proceedings of the National Academy of Science

Webb, A.L., Singh, R.H., Kennedy, M.J., Elsas, L.J. (2003): Verbal dyspraxia and galactosemia. In: Pediatric Research, 53, 3, 396–402

Wilken, E. (2014): Sprachförderung bei Kindern mit Down-Syndrom. Mit ausführlicher Darstellung des GuK-Systems. 12., überarb. Aufl., Stuttgart: Kohlhammer

Wurzer, I. (2018): TOLGS® bei VED – Verbale Entwicklungsdyspraxie mit Lautgesten erfolgreich therapieren. In: Sprachförderung und Sprachtherapie in Schule und Praxis. 2/18, 71–79. Dortmund: Verlag Modernes Lernen

Zimmer, D. (1989): Experimente des Lebens. Was uns die Wissenschaft über wilde Kinder, Zwillinge und unser eigenes Verhalten lehrt. München: Wilhelm Heine

Glossar

Buccofaziale Apraxie/Dyspraxie	siehe orale Dyspraxie
Chromosomale Translokationen	Umlagerungen eines Chromosomabschnittes innerhalb des Chromosomenbestandes
Diphthong	Doppellaut aus zwei verschiedenen Vokalen, z. B. „ei", „au", „eu"
Dysarthrie	Neurogene Sprech- und Stimmstörung, verursacht durch eine frühkindliche Schädigung des zentralen oder des peripheren Nervensystems
Dyspraxie der Handmotorik	Beeinträchtigung der Willkürmotorik der Hände
Entwicklungsdyspraxie	Dyspraxie der Gliedmaßen, Beeinträchtigung grob- und feinmotorischer Bewegungsabläufe
Galaktosämie	Störung des Milchzuckerstoffwechsels
Gebärden, lautsprachunterstützend	wichtige Wörter der Lautsprache werden gebärdet
Glossale Dyspraxie	Beeinträchtigung der Willkürmotorik der Zungenmuskulatur
Glossolabiale Apraxie/Dyspraxie	siehe orale Dyspraxie
Graphem	Buchstaben oder Buchstabenverbindungen
Inseln der Verständlichkeit	ein Wort, Satzteil oder Satz wird einmalig verständlich ausgesprochen
Metathesen	Vertauschung von Lauten innerhalb eines Wortes
Morphologie	Wortgrammatik, Lehre von den grammatischen Formen der Wörter, Wortbeugungen

Onomatopoesie	Lautierungen und sprachliche Nachahmungen von außersprachlichen Geräuschen
Orale Dyspraxie	Beeinträchtigung der Willkürmotorik der Lippen-, Zungen- und Wangenmuskulatur
Orofazial	Mund- und Gesichtsbereich betreffend
Pädaudiologe	Facharzt für kindliche Sprach-, Stimm- und Hörstörungen
Phonem	Laute oder Lautverbindungen, kleinste bedeutungsunterscheidende akustische Einheit des Lautsystems einer Sprache
Phonembestimmtes Manualsystem (PMS)	Handzeichen, die jedem Laut zugeordnet werden
Phonetische Störung	Lauterwerb nicht altersgemäß, ein Laut oder mehrere Laute können noch nicht produziert werden
Phonologische Prozesse	Systematik von Lautfehlbildungen oder -auslassungen
Phonologische Störung	untypische, nicht der normalen Sprachentwicklung entsprechende Lautbildungsfehler, korrekte Realisation aller Laute möglich
Pragmatik	Kontext- und kulturabhängige Sprachverwendung, situationsgebundenes Sprachverstehen (z. B. Ironie), Wissen um Kommunikationsregeln (z. B. Sprecherwechsel, Pausen)
Prosodie	Sprechmelodie, umfasst auch Aspekte der Kommunikation, die durch Betonung, Tonfall, Intonation, Rhythmus und Sprechpausen zusätzliche Hinweise zu dem Gesagten vermitteln

Schwa-Laut	mittlerer Zentralvokal, auch „Murmellaut“ genannt, im Deutschen häufig am Wortende von Wörtern, die mit einem „e“ enden, lautsprachlich /ə/
Semantik	Wortbedeutung
Sukzessive Approximation	Erarbeitung von Wörtern und Phrasen über gelenkte Wortvereinfachungen
Syntax	Satzgrammatik, Satzbau, Lehre von der Satzbildung
Taktil-kinästhetischer Kanal	Tast- und Bewegungswahrnehmung
Velum	Gaumensegel, weicher Gaumen, fachsprachlich Palatum molle, Velum palatinum